武义寿仙谷中药炮制技艺

武义寿仙谷中药炮制技艺

总主编 褚子育

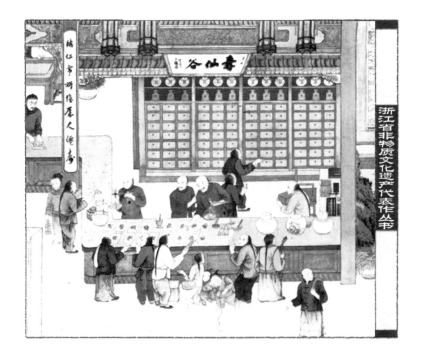

浙江摄影出版社

李明焱 徐子贵 编著

总　序

中共浙江省委书记
浙江省人大常委会主任 车俊

　　非物质文化遗产是一个民族的精神印记，是一个地方的文化瑰宝。浙江作为中华文明的重要发祥地，在悠久的历史长河中孕育了璀璨夺目、蔚为壮观的非物质文化遗产。隆重恢弘的轩辕祭典、大禹祭典、南孔祭典等，见证了浙江民俗的源远流长；引人入胜的白蛇传传说、梁祝传说、西施传说、济公传说等，展示了浙江民间文学的价值底蕴；婉转动听的越剧、绍剧、瓯剧、高腔、乱弹等，彰显了浙江传统戏剧的独特魅力；闻名遐迩的龙泉青瓷、绍兴黄酒、金华火腿、湖笔等，折射了浙江传统技艺的高超精湛……这些非物质文化遗产，鲜活而生动地记录了浙江人民的文化创造和精神追求。

　　习近平总书记在浙江工作期间，高度重视文化建设。他在"八八战略"重大决策部署中，明确提出要"进一步发挥浙江的人文优势，积极推进科教兴省、人才强省，加快建设文化大省"，亲自部署推动一系列传统文化保护利用的重点工作和重大工程，并先后6次对非物质文化遗产保护作出重要批示，为浙江文化的传承和复兴注入了时代活力、奠定了坚实基础。历届浙江省委坚定不移沿着习近平总书记指引的路子走下去，坚持一张蓝图绘到底，一年接着一年干，推动全省文化建设实现了从量的积累向质的飞跃，在打造全国非物质文化遗产保护高地上迈出了坚实的步伐。已经公布的四批国家级非物质文化遗产名录中，浙江以总数217项蝉联"四连冠"，这是文化浙江建设结出的又一硕果。

历史在赓续中前进，文化在传承中发展。党的十八大以来，习近平总书记站在建设社会主义文化强国的战略高度，对弘扬中华优秀传统文化作出一系列深刻阐述和重大部署，特别是在十九大报告中明确要求，加强文物保护利用和文化遗产保护传承。这些都为新时代非物质文化遗产保护工作指明了前进方向。我们要以更加强烈的文化自觉，进一步深入挖掘浙江非物质文化遗产所蕴含的思想观念、人文精神、道德规范，结合时代要求加以创造性转化、实现创新性发展，努力使优秀传统文化活起来、传下去，不断满足浙江人民的精神文化需求、丰富浙江人民的精神家园。我们要以更加坚定的文化自信，进一步加强对外文化交流互鉴，积极推动浙江的非物质文化遗产走出国门、走向世界，讲好浙江非遗故事，发出中华文明强音，让世界借由非物质文化遗产这个窗口更全面地认识浙江、更真实地读懂中国。

现在摆在大家面前的这套丛书，深入挖掘浙江非物质文化遗产代表作的丰富内涵和传承脉络，是浙江文化研究工程的优秀成果，是浙江重要的"地域文化档案"。从2007年开始启动编撰，到本次第四批30个项目成书，这项历时12年的浩大文化研究工程终于画上了一个圆满句号。我相信，这套丛书将有助于广大读者了解浙江的灿烂文化，也可以为推进文化浙江建设和非物质文化遗产保护提供有益的启发。

前 言

浙江省文化和旅游厅党组书记、厅长 褚子育

"东南形胜，三吴都会，钱塘自古繁华。"秀美的河山、悠久的历史、丰厚的人文资源，共同孕育了浙江多彩而又别具特色的文化，在浙江大地上散落了无数的文化瑰宝和遗珠。非物质文化遗产保护工程，在搜集、整理、传播和滋养优秀传统文化中发挥了巨大的作用，浙江也无愧于走在前列的要求。截至目前，浙江共有8个项目列入联合国教科文组织人类非遗代表作名录、2个项目列入急需保护的非遗名录；2006年以来，国务院先后公布了四批国家级非物质文化遗产名录，浙江217个项目上榜，蝉联"四连冠"；此外，浙江还拥有886个省级非遗项目、5905个市级非遗项目、14644个县级非遗项目。这些非物质文化遗产，是浙江历史的生动见证，是浙江文化的重要体现，也是中华优秀传统文化的结晶，华夏文明的瑰宝。

如果将每一个"国家级非遗项目"比作一座宝藏，那么您面前的这本"普及读本"，就是探寻和解码宝藏的一把钥匙。这217册读本，分别从自然环境、历史人文、传承谱系、代表人物、典型作品、保护发展等入手，图文并茂，深入浅出，多角度、多层面地揭示浙江优秀传统文化的丰富内涵，展现浙江人民的精神追求，彰显出浙江深厚的文化软实力，堪

称我省非遗保护事业不断向纵深推进的重要标识。

这套丛书，历时12年，凝聚了全省各地文化干部、非遗工作者和乡土专家的心血和汗水：他们奔走于乡间田野，专注于青灯黄卷，记录、整理了大量流失在民间的一手资料。丛书的出版，也得到了各级党政领导，各地文化部门、出版部门等的大力支持！作为该书的总主编，我心怀敬意和感激，在此谨向为这套丛书的编纂出版付出辛勤劳动，给予热情支持的所有同志，表达由衷的谢意！

习近平总书记指出："每一种文明都延续着一个国家和民族的精神血脉，既需要薪火相传、代代守护，更需要与时俱进、勇于创新。"省委书记车俊为丛书撰写了总序，明确要求我们讲好浙江非遗故事，发出中华文明强音，让世界借由非物质文化遗产这个窗口更全面地认识浙江、更真实地读懂中国。

新形势、新任务、新要求，全省文化和旅游工作者能够肩负起这一光荣的使命和担当，进一步推动非遗创造性转化和创新性发展，讲好浙江故事，让历史文化、民俗文化"活起来"；充分利用我省地理风貌多样、文化丰富多彩的优势，保护传承好千百年来文明演化积淀下来的优秀传统文化，进一步激活数量巨大、类型多样、斑斓多姿的文化资源存量,唤醒非物质文化遗产所蕴含的无穷魅力,努力展现"浙江文化"风采,塑造"文化浙江"形象,让浙江的文脉延续兴旺,为奋力推进浙江"两个高水平"建设提供精神动力、智力支持,为践行"'八八战略'再深化,改革开放再出发"注入新的文化活力。

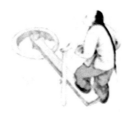

目录

文化是人类在社会历史发展过程中所创造的物质财富和精神财富的总和。中医药文化是中华文化的瑰宝，蕴含着丰富的人文科学和哲学思想，是中医药在千百年发展过程中孕育出来的宝贵财富，是中医药学的灵魂和根基。中医药文化博大精深，枝繁叶茂，生生不息。中国中医药文化的灿烂星云由无数星辰构成，寿仙谷中医药文化就是其中一颗。

已有一千七百多年历史的武义县，以其"中国有机生态之乡"的自然禀赋造就了"鸡鸣问何处，人物是秦徐"的古朴农耕文化，也衍育了以"重德觅上药，诚善济世人"为祖训的寿仙谷中药文化，铸就了"研药务精，非上等品不得上市"的寿仙谷中药炮制技艺，声名一时盛于武义，甚至远播杭州。其后，虽时迁境异，沧海桑田，但其发展依旧绵绵不断。武义寿仙谷中药炮制技艺第四代传承人李明焱以"打造有机国药第一品牌"为目标，在传承寿仙谷传统中药炮制技艺的基础上，应用现代科技，不断探讨中药炮制原理，改进制备工艺，独创仿野生有机中药栽培和灵芝孢子破壁等精深加工技术，提升临床医疗效果，产品深受广大消费者青睐，在同仁堂、胡庆余堂、方回春堂等许多百年老字号热销，武义"寿仙谷"由此成为全国知名的中药养生保健品牌。2014年11月，国务院公布第四批国家级非物质文化遗产代表性项目名录，寿仙谷药业申报的"武义寿仙谷中药炮制技艺"榜上有名。这是寿仙谷的光荣，也是武义的骄傲。

随着经济社会的快速发展和人们生活水平的不断提高，现代医学模式及人类的健康观、疾病谱等都发生了巨大的变化，全球范围内正兴起"回归自然"的浪潮。时逢盛世，党和国家领导人十分重视中医药的发展，把生命科学摆在优先发展的战略地位，把创新药物与中药现代化列为国家发展的重大课题。作为生命科学的重要组成部分，中医药学必将以其独特优势成为21世纪世界生命科学发展的重要学科之一。

李明焱、徐子贵编著的《武义寿仙谷中药炮制技艺》一书完整、生动、精准地展现了寿仙谷中药炮制技艺的起源、变迁和发展，揭示了中华老字号"寿仙谷"从传统药号迈向现代中医药高新企业的轨迹，挖掘了寿仙谷中医药文化的底蕴和匠心精神，彰显其辉煌历程，符合国家弘扬中医药传统文化、激励传承创新、发展大健康产业、提升民众健康水平的需求。

"生态立县"是武义摆在首位的发展战略，打造温泉名城、养生胜地是武义的发展目标，而"国药养生"是"养生武义"最重要的组成部分。本书的付梓符合与时俱进的全民健康时代的迫切需求、和谐社会的建设和科学发展观，有助于国家对传统医药类非物质文化遗产的保护以及浙江省中医药健康旅游资源的拓展，也必将深入有效地推进"养生武义"的建设，同时，还能让国内外人士全面了解几代寿仙谷人铭记祖训，坚持不懈传承创新寿仙谷中药炮制技艺的可贵初心，感悟其"为民众的健康、美丽和长寿服务"的高尚情怀，受到感染和启迪。

本书行将付梓之际，欣闻浙江寿仙谷医药股份有限公司领衔制定的铁皮石斛、灵芝ISO国际标准行将发布，寿仙谷药业及其产品也成了国家"一带一路"倡议中医药合作项目的重要推广对象，寿仙谷品牌已在走出国门、走向世界的征程上迈出了重要的一步。

中共武义县委副书记、县长　章旭升

一、寿仙谷中药文化的背景

武义寿仙谷中药炮制技艺的主要传承区域为浙江省武义县。县境内地势南高北低，山地连绵，河谷蜿蜒，呈现出「八山、半水、分半田」的格局，自然生态资源十分丰富，自古就是动植物的天然乐园，特别适合中药材的生长。一九〇九年，李金祖于武义县城创寿仙谷药号，自此，武义寿仙谷中药炮制技艺得以生枝长叶。正是基于天时、地利、人和之恩惠，寿仙谷中药炮制技艺才得以相传至今，并不断发扬光大。

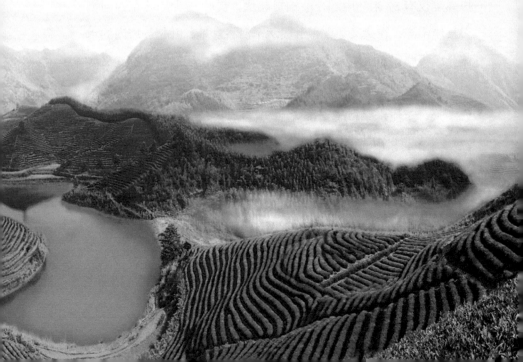

一、寿仙谷中药文化的背景

[壹] 自然地理环境

武义自然环境优越，位于浙江中部，地处金衢盆地东南边缘地带，属半山区。境内山脉属仙霞岭分支，海拔千米以上的山峰有 102 座，最高峰为西联乡与丽水市遂昌县交界的牛头山，海拔 1560.2 米，为八婺第一高峰。境内最低处为北部履坦镇范村，海拔高度仅有 57 米。中部丘陵蜿蜒起伏，樊岭—大庙岭东西向横贯县境中部，在武义和宣平形成两个河谷盆地，并把县境内的水流分成钱塘江、瓯江两大水系。钱塘江水系位于县境北部武义河谷盆地，主要干支流 11 条，全长 384.4 千米，集雨面积 900.4 平方千米；瓯江水系位于南部宣平河谷盆地，干支流 18 条，全长 274.6 千米，集雨面积 676.8 平方千米。两大水系均系山溪性水系，源短流急，河床比降大，水量丰沛，洪枯水位变化明显。

武义全县总面积 1577 平方千米，丘陵占 61%，山地占 33%，平原占 6%，俗称"八山、半水、分半田"。县境内的土壤分红壤、黄壤、水稻土、岩性土、潮土 5 个土类，红壤占全县土壤总面积的 48.19%，黄壤占 18.67%，水稻土占 18.34%，岩性土占 13.99%，潮土占 0.81%。县境内森林植被属中亚热带常绿阔叶林地带甜槠、木荷林区。全县有木本植物 93 科 308 属 820 种，古树名木 8723 株；有野生动物 29 目 71 科 265 种，其中有国家一级保护动物 4 种，二级保护动物 32 种。

武义属亚热带季风气候，四季分明，温和湿润，雨量充沛，阳光充足，年平均降雨量约 1474 毫米，年平均气温 17.07 摄氏度，春夏多雨，无霜期长，平均温度适宜。优越的自然环境给稻作农耕生产提供了有利条件，促使武义形成了独特的农耕生产方式。

武义自然生态资源十分丰富，以大红岩、刘秀垄等为代表的丹霞地貌，以小黄山、寿仙谷、宝泉岩等为代表的地质景观以及以牛头山为代表的中山地貌，受到强烈的风化剥蚀作用影响，形成众多悬崖、陡坡、缓坡、石缝和凹陷的大坑，半阴湿存积腐殖质丰富，非常适合铁皮石斛、灵芝、三叶青等道地中药材的生长。

嘉庆《武义县志》记载，武义县有药用动植物 67 种。民国《宣平县志》记载有 110 多种药用植物的形态和分布。根据 1986 年的武义中草药资源调查，全县有植物药材 817 种。1964—1986 年，全县收购野生药材厚朴、前胡、赤丹参、土茯苓、杜仲、桔梗、草乌、黄精、乌药、首乌、半夏、伸筋草、夏枯草、野菊花、金银花、八角枫、山楂等 200 多种，动物药材 100 多种，常年收购品种 25 种，其中属珍稀药材的有珍珠、穿山甲、蟾蜍、虎骨、豹骨、猴骨、蕲蛇、蜈蚣、三叶青、甲鱼壳、龟壳等 10 多种。

据当地有关部门透露，2013 年中药资源普查时，武义有药用植物 1400 多种。全国第四次中药资源普查结果表明，武义常用的道地药用植物有 1100 多种，有关部门现场拍摄其生长环境图片，

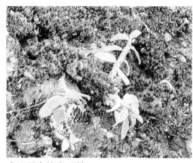
武义野生铁皮石斛

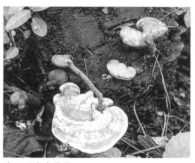
武义野生赤灵芝

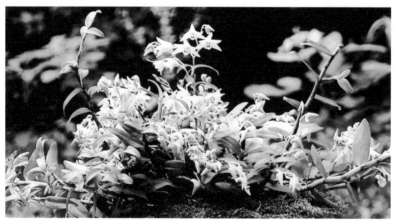
开花的野生铁皮石斛

并制作了大量标本。

[贰] 人文历史渊源

物华天宝、人杰地灵、峰奇水秀的武义有丰富的古村、古寺、古桥、古民居等人文资源，是一道带有秦汉古韵的独特风景线。唐代道教宗师、五朝御医叶法善遗留的古方古技以及当地自清代中晚期始蓬勃发展的中药业，为武义寿仙谷中药炮制技艺的形成与传承、保护与发展提供了有力的支撑。

一、历史沿革

武义发展历史悠久。早在新石器时代，武义就已经有人居住。文物工作者在大田乡大公山村发现的新石器时代的石器打磨加工场，草马湖、千丈岩、新宅、荷丰等地出土的石斧、石锛、石镞等都是最好的物证。

上古时代，禹划九州，武义属扬州地界，夏、商、周、春秋均属越（城郊金鞍山和陶溪镇章岸村凤凰山有商、周文化遗址），战国属楚。秦始皇统一中国后置会稽郡，武义为乌伤县地。三国吴赤乌八年（245），始置武义县，后曾废，自此经南北朝到隋，武义曾属永康。唐天授二年（691），析永康西境重置武义县，属婺州，后改名为武成县；唐天祐元年（904），复名武义县。自唐至宋末，武义均属婺州东阳郡，元属婺州路，明初属宁越府，明洪武二十年（1387）至民国初属金华府。民国3年（1914），废府设道，武义属金华道。民国 16 年（1927），废除道制，武义直属浙江省。中华人民共和国成立后，武义一直属于金华地区、金华市。1958 年 5 月，宣平县并入武义县；同年 12 月，武义与永康合并为永康县。1961 年 12 月，恢复武义县建制，宣平仍属武义，并一直延续至今。

武义县行政区划几经调整，截至 2015 年底，设立有 3 个街道办事处、8 个镇、7 个乡，下设 535 个村、18 个社区、1 个居民委员会。截至 2017 年底，全县共有 34.42 万人。

二、人文特色

盛唐时与王维齐名的大诗人孟浩然在游历东南胜境时曾到过一个令他陶醉的地方，并留下了至今仍在当地传诵甚广的《宿武阳川》，诗云："川暗夕阳尽，孤舟泊岸初。岭猿相叫啸，潭嶂似空虚。就枕灭明烛，扣舷闻夜渔。鸡鸣问何处，人物是秦馀。""人物是秦馀"一句正是唐代之武义民风古朴、秦代遗风犹存的生动写照。

武义是一个拥有文化传统和文化特色的千年古城，优越的自然条件、优美的人居环境和悠久的历史不仅将武义营造成当下这个桃花源般的世外仙境，也塑造了武义人耿直、憨厚、诚实的性格。长期的农耕生产方式不仅使武义百姓自古以来一直过着相对富庶的小农生活，也促成了武义最具特色的文化传统——"耕读传家"，以农耕为根基，以读书为最高追求。敬畏自然，崇拜自然，顺从天意，安于现状，成为武义人的生命表现；重视农业生产，尊敬有丰富经验的老年人，孝敬长辈，成为武义人的文化表达；尊师重教，读书为上，成为武义人的社会价值观。优越的生活环境为百姓追求文化生活创造了条件。

武义文化底蕴深厚，现存文化遗产丰富，名胜古迹颇多，其中，延福寺、俞源村古建筑群和吕祖谦及家族墓是全国重点文物保护单位，除此以外，还有浙江省文物保护单位 10 处，武义县文物保护单位 64 处，文物保护点 78 处。武义县非物质文化遗产门类齐全，种类繁多，俞源村古建筑群营造技艺、武义寿仙谷中药炮制技艺已列入国家级非物质文化遗产代表性项目名录，武义寿仙谷中药文化、俞源建筑艺术、武义昆曲、迎大蜡烛、武义花灯花轿、畲族三月三、七夕接仙女、抬阁、泥水画、武义三狮、鲤鱼跳龙门、叶法善传说、武义大漆髹饰技艺这 13 个项目已列入浙江省非物质文化遗产代表性项目名录，七夕接仙女列入浙江省首批民族传统节日保护基地，武义抬阁等 42 个项目已列入市级非物质文化遗产代表性项目名录，还有县级非遗项目 109 个。这些非遗项目为武义民众的日常生活提供了宝贵和丰富的精神内涵。

武义是生态有机之乡。1995 年，武义县与中国农业科学院茶叶研究所开始合作开发有机茶。2000 年，武义县制定了《有机茶开发规划》。2001 年，武义被评选为"中国有机茶之乡"。2004 年，寿仙谷药业位于武义的种植基地在国内同行业中率先通过中国有机产品认证。2008年，《武义县有机农业发展规划》制定。2015年10月，武义县被国家认证认可监督委员会正式授予"国家有机产品认证示范区"称号，成为全国首批九个国家有机产品认证示范区之一。

生态有机成了武义的金名片。2013年，武义县被评为浙江省十大养生福地。同年10月，首个浙江省中医药文化养生旅游示范基地的授牌仪式在寿仙谷药业有机国药养生园举行。也正是在这一年，武义养生游打出了五张牌——气养、水养、体养、食养、药养。

气养：武义县森林覆盖率高达72%，空气质量优良率达到100%，"气养"可谓名副其实。

水养：武义县蕴藏着丰富稳定的温泉资源，日涌量1万吨左

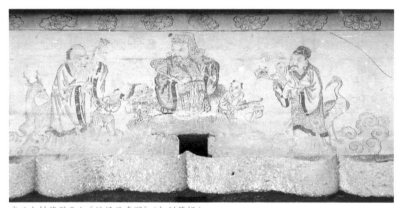

武义古村落壁画之《福禄呈寿图》（包剑萍摄）

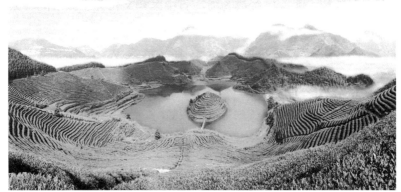

武义县高山有机茶园（武义县旅游委员会提供）

右，而清水湾·沁温泉、唐风露天温泉等养生产品早已名声在外，"水养"称得上是得天独厚。

体养：武义县旅游资源丰富，"江南九寨沟"牛头山、国家级风景名胜区大红岩以及省级风景名胜区寿仙谷等，加上群众基础广泛的太极拳以及新兴的绿道骑行和激情漂流，武义的"体养"形式多姿多彩。

食养：宣莲、杂交水稻、水果、高山蔬菜、食用菌、山茶油以及3万多亩有机茶等绿色有机食品使该县的"食养"无可挑剔。

药养：武义寿仙谷药业建有4800多亩铁皮石斛、赤灵芝、西红花等名贵药材与有机产品的种植生产基地，被誉为"中国第一有机国药基地"，推出有机国药、有机食品以及太极养生羹、茶道灵芝鸡、木瓜藏红花雪莲盅等包含名贵中药的养生菜品，武义的

"药养"独树一帜，已经成为浙江省中医药文化养生旅游的一大亮点。

从古至今，养生传统在武义绵延不绝，历代方志中不乏关于长寿村、长寿人的记载。2013 年底的数据显示：武义县 70 岁以上的有 30346 人，占总人口的 8.9%；80 岁以上的有 10905 人，占3.2%；90 岁以上的有 1102 人，占 0.3%；95 岁以上的有 389 人；100 岁以上的寿星有 13 人。2006 年以来，已有 70 多位寿逾百岁的寿星。2018 年，登记在册的百岁寿星有 25 人。这与武义的生态

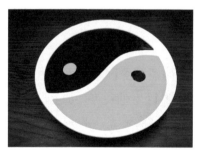

太极养生羹

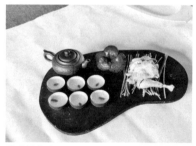

茶道灵芝鸡

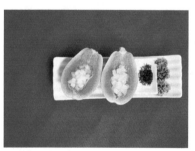

木瓜藏红花雪莲盅

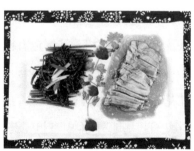

祥瑞养胃方

养生环境密不可分。

生态有机之乡武义为武义寿仙谷中药炮制技艺保护单位——寿仙谷药业传承保护并弘扬发展中医药文化提供了一展身手的舞台。

三、中药业发展历程

武义是唐代道教宗师叶法善的第二故乡。叶法善（616—720），字道元，隋炀帝大业十二年（616）出生于与武义毗邻的括苍（今松阳）古市卯山后村，12 岁时移居武义全塘口村，卒于唐玄宗开元八年（720），享年 105 岁。叶法善自曾祖起四代为道士，皆通摄养占卜之术。《唐叶真人传》《旧唐书·方技传·叶法善传》记载，出生于道教世家的叶法善，不仅自幼随父修道习医，而且广访高道，拜师学医，他的道师韦善俊和万振都是当时著名的道医。叶法善精擅道医养生，悬壶济世，施惠苍生。

唐显庆年间（656—660），体弱而渴望养生健体的高宗诏叶法善入京，奉为宫廷道医。叶法善自此成为宫廷御医，历高宗、中宗、睿宗、武后、玄宗五代帝

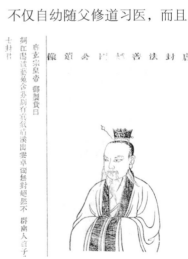

唐封法善越国公像

王。在人类寿命普遍短暂的年代，武则天活了82岁，唐玄宗活了78岁，也许与叶法善进献膏丹和传授养生之道不无关系。

叶法善隐居武义之际，采药炮制炼丹并散丹于民，又教会周边百姓服食铁皮石斛、灵芝等中药养生之法和中药保护采集之法。叶法善105岁仙逝，先后为唐、宋两朝皇帝追封，当地百姓建天师庙祭祀之。至今尚存并修缮一新的桃溪镇上江村天师庙内的签书，全部是药方签或养生签（《珍本医籍丛刊·寿世编》，清代青浦诸君子辑）。在民间，至今还留有叶法善的珍稀御用秘方。这些宝贵遗产现已为后人开发并用于民众健康养生事业。

清嘉庆年间（1796—1820），武义县设有医药司，清代宣平县（现为武义县建制）也设有阴阳学医学。[1]

创建于清道光元年（1821）的王储春药店，由兰溪药帮开设，原址在武义县城石水缸（现壶山镇北上街），规模大，名声响。另外，武义县城内的同吉谦、履坦的童义丰、东皋的仁和堂、王船头的夏德裕和柳城的仁德品等中药店都开设于清代后期，在当地享有一定声誉。

成书于清光绪年间（1875—1908）的《武川备考》记载："光绪二十三年，药农买屋于大南门，内为公所。"可见当时武义药农众多，且有相当实力。

----

[1] 朱德明著，《浙江医药通史》（古代卷），浙江人民出版社2013年版，第247页。

当时的药店和药号，有的既懂药又行医，有的则聘请当地名医坐堂处方。药柜上备有长方形压方木尺，上面抄写着生化汤、四物汤、四君子汤等常用处方，以便病人问病撮药。配方中药的包装、堆放、捆扎非常讲究，每帖药都按味包成小包，注明煎法、服法，然后以帖为单位，把小药包堆叠捆扎成塔形。中药饮片的炮制十分注重形、色、味。

民国20年（1931）9月5日，经省党部核准成立武义国药业同业公会，负责人丁有顺，委员9人。宣平县亦有同业公会，成立时间不详。民国24年（1935），武义县药业同业公会改选，选举诸金生为主席，3人组成委员会，委员就职时举行宣誓仪式，会员56人，代表47家药店。同业公会以谋同业贸易发展、求会员公共福利为宗旨。委员会的活动以评定价格为多，县党部、县政府、县商会都派人参加。民国26年（1937）11月30日，武义县第一届商会成立，药业界委员有王子如（常委）、王如金（执委）、何德奎（执委）、陈济良（候补执委）、王锡康（监委）、施有照（监委）。民国35年（1946）5月5日，奉省卫生处训令，武义县开始恢复办理成药的审验给证。[1]

这一时期，中药业发展较快。民国23年（1934），宣平有中药店49家；民国24年（1935），武义有中药店47家，从业人员

[1] 朱德明著，《浙江医药通史》（古代卷），浙江人民出版社2013年版，第339页。

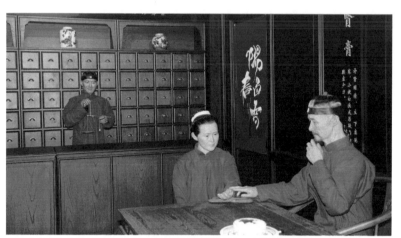

寿仙谷药号李金祖行医图（寿仙谷中医药文化馆内蜡像还原情景）

达 232 人。药店多设在县城或农村集镇等人口比较稠密的地区。一些资金比较充裕的中药店还有中成药加工场，自制自销一些丸、散、膏、丹、锭、露之类的中成药，除在当地销售外，还远销到丽水、金华等地。农村的中药店多为夫妻店，本少利薄，亦农亦商。民国 30 年（1941），武义中药店已发展到 66 家。是年 5 月，日军飞机疯狂轰炸武义县城，5 家药店被炸毁。民国 31 年（1942）5 月，县城沦陷，多数中药店被迫倒闭或迁徙至农村，有病难求医，有医难觅药，中药业萧条惨淡。民国 34 年（1945）5 月，日军投降，撤离武义，避乱在外的中药店先后迁回县城。1949 年 9 月，武义县城中药店恢复到 13 家。

中华人民共和国成立初期，人民政府对私营工商业采取一系列保护和扶持措施，使中药业从萧条惨淡的境地逐步得到恢复发展。1954年，武义有私营中药店53家，从业人员133人；宣平有中药店38家，从业人员39人。1956年2月，人民政府开始对私营中药店实行社会主义改造，采取赎买政策，实行公私合营，中药店和药材收购划归县供销社土产站管辖，成立公私合营武义县国药商店。同年，宣平成立国药合营批发部（批零兼营）。是年，武义县城乡共有公私合营中药店及门市部21家。1958年冬，农村中药店（包括部分城镇中药店）全部并入当地联合诊所，武义城镇中药店和城镇西药合作商店合并组成武义城镇中西药商店。1964年，武义城镇中西药商店划归县中西药公司管理。1970年11月，县生产指挥卫生革命办公室和县医药公司联合筹建武义县制药厂。

武义是我国陇西郡李氏之后南迁的聚居地之一。《陇西郡李氏家谱》记载，武义陇西李氏为唐太宗李世民（598—649，李氏88世）、宋代抗金名将李纲（1083—1140，李氏108世）之后。其后代李宾生（1720—1775，李氏131世）"幼得父传，善医，有奇术，尤长滋阴健脾"，生四子，自江西南丰县迁居武义，开创武义李氏一族。其七世孙李志尚搜集整理中药炮制技艺，传于其子。1909年，李志尚之子李金祖于县城下街创立寿仙谷药号。1997年3月，寿仙谷中药炮制技艺第四代传承人李明焱继承祖业，创建如

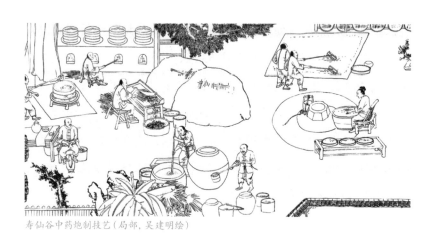

寿仙谷中药炮制技艺（局部，吴建明绘）

今的浙江寿仙谷医药股份有限公司。2003 年 8 月，李明焱创建金华寿仙谷药业有限公司。2017 年，寿仙谷（603896）在上海主板上市，成为中国灵芝、铁皮石斛行业主板上市第一股，浙江寿仙谷医药股份有限公司成为武义县首家主板上市公司。

四、寿仙谷——健康长寿的符号

在中国，有关"寿仙"的传说颇多，且不乏神奇色彩。中国民间神话传说中的老寿星即指南极仙翁，又称南极真君，因为他主寿，所以又叫"寿星"或"老人星"。《史记·封禅书》中说："寿星，盖南极老人星也，见则天下现安，故祠之以祈福寿。"

据西汉司马迁在《史记·天官书》中的记载，秦始皇统一天下后，在国都咸阳建造寿星祠供奉南极仙翁，以求国祚绵长。国人世代相传，长久供奉这位神仙，以求健康长寿。

李明焱回忆道，他的父亲李海鸿多次对他说过，寿仙谷是一个健康长寿的符号，对应的是天、地、人：寿，代表人——人人都有对长生不老的渴望；仙，代表天——天仙无所不能，可以长生不老，可以满足人们的各种愿望；谷，代表地——谷地厚德载物，是一个让人健康快乐生活的理想乐园。有了天、地、人三和，就有了天地之间的阴阳平衡，就有了人类的健康长寿，幸福快乐。

正是基于对"天地人大三和"这种理想境界的向往与追求，寿仙谷中药炮制技艺第二代传承人、武义当地著名郎中李金祖将1909年在武义县城下街开设的药号取名为"寿仙谷"。其后，第四代传承人李明焱又将昔日的小药号传承发展成为今日的行业标杆企业寿仙谷药业。

李明焱的愿景是，通过自己和团队全体成员的努力，用真心，做好药，治病救人，为民众的健康、美丽和长寿服务。寿仙南极仙翁一直被敬奉为寿仙谷的形象代表。

同时，"寿仙谷"也是一个景区的名称，是武义县最早开发的风景旅游区之一。寿仙谷原名"大莱口"。莱，野草也。《诗经·小雅·南山有台》曰："南山有台，北山有莱。"这里的"莱"就是一种野草。从大莱口往南即进入峡谷，往北则是武义盆地。有诗云："天高重霄九，地美大莱口。山清水又秀，芝斛称魁首。"此地断崖绝壁雄险，怪峰异石奇秀，石相依，竹相亲，岩泉潺潺，碧竹

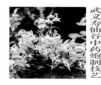

茵茵，风景如画，宛如仙境，还有落差 120 米的九天瀑布，蔚为
壮观。早先，此地的深山老林和悬崖绝壁上多长铁皮石斛、灵芝
等珍稀"仙草"。

　　20 世纪 90 年代初，中共武义县委、县政府成立武义风景旅游
办公室，决定开发武义旅游业，大莱口在当时被选为重点开发项目。
县有关部门一度倾向由寿仙谷公司承担景区开发任务，并与寿仙
谷公司进行了系列
洽谈。由于大莱口
景区崖壁上隐隐约
约有一个巨大的天
然"寿"字，加上
寿星的传说，与寿
仙谷公司的企业名
称极为有缘，征得
寿仙谷公司同意后，
景区遂被正式命名
为"寿仙谷"。后
来，由于诸多原因，
寿仙谷公司并未投
入该景区开发，但

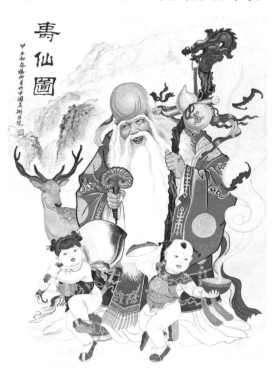

寿仙谷药业《寿仙图》

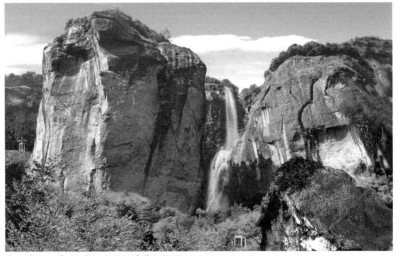

武义寿仙谷景区（武义县旅游委员会提供）

"寿仙谷"这个名字一直被旅游部门沿用了下来，以至现在仍有许多来客将寿仙谷景区与寿仙谷公司混淆，因找寻寿仙谷厂区而误入寿仙谷景区。

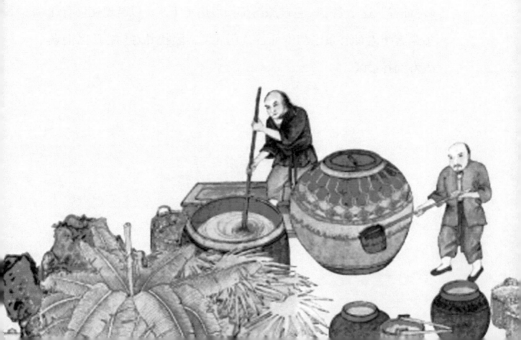

二、中药炮制技术

中药炮制是指在中医理论的指导下，按中医用药要求，将中药材加工成中药饮片的传统方法和技术，古时又称炮炙、修事、修治。药物经炮制后，不仅可以提高药效、降低毒副作用，而且方便存储，是中医临床用药的必备工序。几千年以来，中药炮制技术不仅积累了丰富的方法与技术，而且也形成了一套传统的炮制加工工具。炮制是中药传统制药技术的集中体现和核心，「饮片入药，生熟异治」是中药的鲜明特色和一大优势。中药饮片炮制技术是中国所特有的，是几千年传统文化的结晶，是中华文化的瑰宝。

二、中药炮制技术

中药炮制历史久远，相传起源于神农时代，汉代的《神农本草经》、南北朝梁代陶弘景的《本草经集注》对中药炮制已有详细的记述。东汉张仲景的《伤寒杂病论》记述了 100 余种药物的炮制方法。南北朝宋代雷敩的炮制专著《雷公炮炙论》记载了 300 种药物的炮制方法与技术。唐代《新修本草》是中国第一部国家药典，标示有药物炮制的方法，是炮制技术受到政府保护的开端。明代李时珍的《本草纲目》设有炮制专项，缪希雍的《炮炙大法》总结中药炮制大法 17 种。清代张睿的《修事指南》详细记载了232 种中药炮制方法。

中药来源于自然界的植物、动物和矿物。我国传统药材资源十分丰富，但中药临床应用和成药制作一般不用生药，而用经过加工炮制的成熟品，即饮片。中药炮制根据中医药理论和医疗、调剂、贮藏等的不同要求以及药材自身的性质，分别采用修治、水制、火制及增添辅料制作等方法，对生药进行加工，其上可追溯到药材的种植、采集或饲养。中药炮制以炒、炙、烫、煅、煨

和火制方法最为常
用，故名"炮制"。

随着社会的进
步以及医药知识的
积累，药材加工处
理技术早已超出了
火的范围。为了在
保持原意的同时较

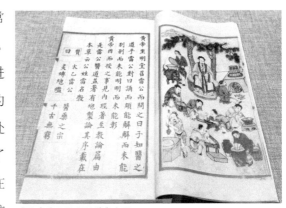

《补遗雷公炮制便览》内页

广泛地包括药物的各种加工技术，现代多用"炮制"一词。"炮"
代表各种与火有关的加工处理技术，"制"则代表更广泛的加工处
理方法。[1]

当然，由于地域和流派的差异，各地的炮制技艺和工具也存
在一定程度上的差异。

[壹] 原材料

中药在我国已经有几千年的使用历史，作为原材料的动植物
以及矿物药材，由于过去都是在野外自然生长，有天然道地和高
效的优势，武义寿仙谷中药炮制技艺在传承发展前期也以野生道
地药材为主要原材料。

根据记载，中国的中药材种植历史可以追溯到 2600 年之前，

---

[1]　冯建华主编，《中药炮制技术》，中国医药科技出版社2011年版，第3页。

《诗经》即载有对枣、桃、梅的栽培，言其既供果用，又可入药。《隋书》中有《种植药法》《种神草》等专著。至唐宋时期，中草药栽培技术有了空前的发展，唐代《千金翼方》中记载了百合、大蒜等药用植物的种植法，宋代韩彦直在《橘录》一书中记述了橘类、枇杷、通脱木、黄精等数十种中草药的种植法。明代李时珍在其医药巨著《本草纲目》中记述了 180 多种中草药种植法。

为了满足社会需求，20 世纪 80 年代以后，中国市场上出现了大量人工栽培的中药材，形成了相对繁荣的市场。由于多数药用植物引种栽培历史较短，种子、种苗的提纯复壮和优良品种选育不够及时，加上环境污染、栽培及加工技术不规范等因素，特别是在农村改革"分田到户"后，许多农民往往单家独户种植中药材，用肥、用药以及种植环境等没有严格依照规范，容易导致农药残留等有害物质及重金属等超标，使生产出的中药材"先天不足"，成为制约中药行业发展的重要原因之一。

所以，研发选育优良药材品种、引进先进种植技术、提高种

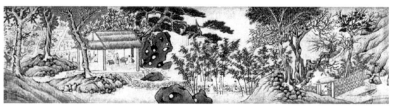

明朝雅士文嘉、钱毂、朱朗合作之《药草山房图》，绘古树掩映下草堂一间，堂内文士们交谈正欢，堂前修竹夹径，堂后药田成片，药材自由生长

植科技含量、保证药材质量标准成为当时乃至目前中药材种植以及中药材基地建设提高升级的迫切要求。烈火炼真金，寿仙谷药业仿野生栽培的中药材产品适逢其时，以优秀的品质脱颖而出，为上级部门和专家、民众所接受并熟知。

一、武义地产药材

从晚清至改革开放前期，武义药店的药材"以地产药材为主，少量来自金华、兰溪、杭州、上海等地。川广药材较为罕见"。

《武义县卫生志》记载，武义药用资源丰富，地产中药以野生为主，家种品种比较少。清嘉庆九年（1804）《武义县志》载有香附、紫苏、鹿角、半夏、虎骨、芍药等 67 种地产中药材，其中家种品种有乌药、红花、薏米、枳壳。何德润编著的《武川备考》（1901）载有地产药材 73 种，其中家种品种有枸杞、菊花等 7 种。民国 15 年（1926）《宣平县志》载有石斛、黄精、元胡、白前等 109 种地产中药材，其中家种品种有元胡、白菊花等 4 种。

1986 年与 1987 年间的中药资源普查查明，全县有灵芝、铁皮石斛、三叶青、南方红豆杉、何首乌、厚朴、杜仲、莲子、银耳等野生和栽培的植物类药材 817 种，金钱豹、虎、野猪、梅花鹿、山羊等动物类药材 100 多种，紫石英、寒水石、紫河车等矿物药和其他类药 9 种，总计地产药材 900 多种，其中产量最多的是紫石英，属珍稀类的有珍珠、莲子、穿山甲、豹骨、三叶青等，属

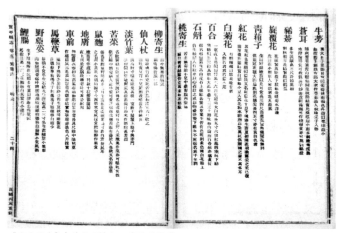

《宣平县志》中关于石斛人工栽培的记载

家种药材的有白术、元胡、穿心莲、枳壳、东贝、米仁等 20 种。

综上所述，武义药用资源丰富，地产中药以野生为主，但自明清时期开始，武义、宣平的民众开始利用菜园地角零星栽培一些中药材，多属自种自用。明崇祯九年（1636）版《宣平县志》记载："石斛，俗名吊兰……人有取来，以砂石栽之或以物盛挂檐下，经年不死，俗名为千年润。"由此可知，至少在那时，武义已有人工栽培铁皮石斛的实践，但武义县实现铁皮石斛和灵芝等道地药材的规模化仿野生有机栽培却始于李明焱。

二、寿仙谷道地药材

业界认为，"道地药材"概念中的"道"是古代的一种行政区域划分，"地"是指区域。《辞海》将"道地"解释为"真正；

真实"。"道地药材"讲究特定的产地、明确的采收期和考究的加工炮制方法，因而与其他地区的同种药材相比较而言，道地药材的有效成分含量更高、各成分之间比例关系更适宜，从而使药材品质更佳、疗效更好，而寿仙谷道地药材还具有多重令人称羡的特质。

（一）种质资源的代表性

为寻觅和栽培真正意义上的道地药材，寿仙谷中药炮制技艺的数代传人都曾经不畏艰难地长期穿行在武义的崇山峻岭和河流峡谷之间，特别是第四代传承人李明焱，他带领的寿仙谷科研团队连续20多年开展武义县中药资源普查，发现多种野生石斛属植物铁皮石斛和铜皮石斛，其中铁皮石斛主要分布在海拔150—500

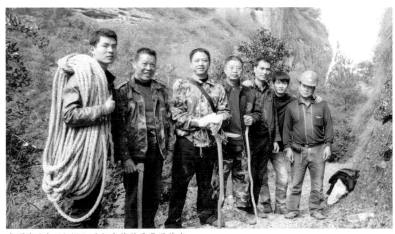

李明焱（左三）领队进行中药种质资源普查

米，常与地衣、苔藓、卷柏、抱石莲等混生在一起；野生灵芝多生于阔叶树的基部、朽木或树木的腐朽伤痕上，有时也生于针叶树上，种类繁多，主要品种为赤芝，也有许多假芝、类芝、树舌等。在这期间，李明焱通过普查、收集、驯化、育种、繁殖、仿野生栽培等措施，收集了全国各地幸存的铜皮石斛、云南软脚、广西硬脚、紫皮石斛等78种石斛种质和近50种野生灵芝种质，建立了寿仙谷种质资源库，为武义道地药材铁皮石斛和灵芝的资源保护和可持续开发利用奠定了基础。

（二）品种选育的优越性

李明焱认为，品种优良是道地药材的第一要素，即便是同一种药材，不同品种间的种性包括品质差异也很大。他带领寿仙谷团队先后成功培育出高温香菇新品种武香1号，灵芝新品种仙芝1号、仙芝2号，铁皮石斛新品种仙斛1号、仙斛2号、仙斛3号，西红花新品种番红1号，填补了多项国内空白。2000年，为了表彰李明焱为发展我国农业技术事业做出的突出贡献，国务院特决定发给政府特殊津贴并颁发证书。

武香1号是李明焱选育的我国第一个高温香菇品种，它彻底改变了香菇只能在冬春生长的历史，使人们对香菇四季生产、周年供应的向往成为现实，香菇育种新技术的建立与新品种的选育项目荣获2008年国家科学技术进步奖二等奖。

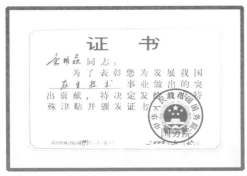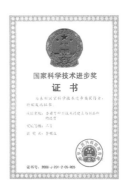

证书

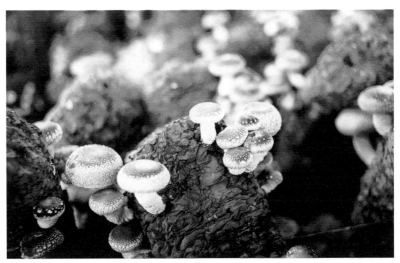

武香1号

仙芝1号是我国首个通过省级以上品种审定委员会审定的灵芝新品种，打破了人工栽培灵芝必须依赖日本、韩国品种的历史，其主要药用成分灵芝多糖、三萜平均含量分别比日本红芝和韩芝高出 40% 左右和 20% 左右。通过航天搭载诱变选育的仙芝 2 号的主要药用成分灵芝多糖、三萜含量分别比仙芝 1 号再提高 11% 和 21.3%。

仙斛 1 号、仙斛 2 号铁皮石斛新品种，通过浙江省品种审定委员会审定，其主要药用成分粗多糖含量分别高达 47.1% 和

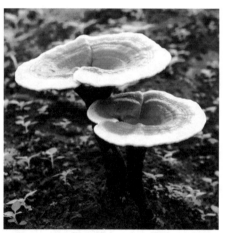

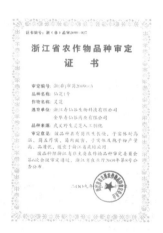

仙芝1号

仙芝1号品种审定证书

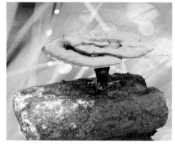

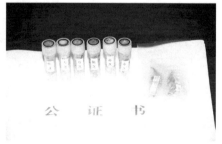

仙芝2号

航天搭载育种灵芝菌株试样

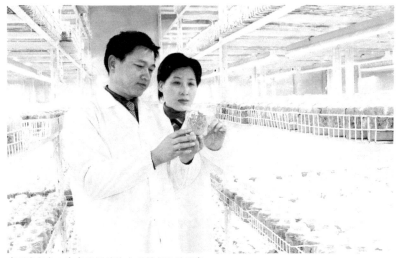

李明焱与夫人朱惠照探讨铁皮石斛新品种培育

58.7%，远远高于国家药典规定的 25%，并在同类指标上优于野生铁皮石斛，成为目前我国最优良的铁皮石斛新品种之一，其有效成分的大幅度提高为确保产品道地纯正打下了基础。

（三）栽培基质的生态化

有了好的品种，还要有最适合中药材生长的栽培基质。李明焱及其科研团队通过对野生铁皮石斛基质中碳、氮比例，微量元素，矿物质等的分析研究，分别配制一百二十余种不同配方的基质并进行对比试验，根据铁皮石斛生物学特性，成功开发出适宜铁皮石斛生长发育的培养基质。这种基质以灵芝栽培后的废菌棒的菌渣、树木刨片、石粉、菜籽饼配制而成，采用建堆发酵技术

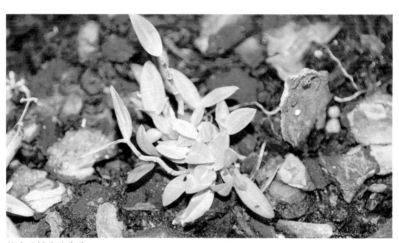

铁皮石斛栽培基质

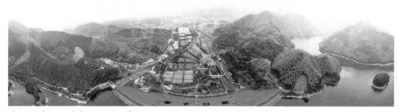

寿仙谷有机国药基地之源口基地

促进熟化，营养丰富，物理结构良好，有效解决了食药用菌产后废料及农林产品下脚料造成的环境污染，同时又解决了在大田上铺石子进行人工栽培铁皮石斛会造成大田复耕难的难题，为发展生态环保的农业产业开辟了一条新路。此项发明 2010 年获得国家知识产权局专利证书，2014 年获浙江省技术发明奖二等奖。

（四）栽培药材的道地性

寿仙谷药业率先突破了常规的"企业＋农户"生产模式，实行"公司＋标准化"生产模式进行中药材的培育和生产，即所有种植基地由企业直接向农户租取，然后聘用有种植经验的农民为工人，严格按照仿野生有机栽培模式及技术规程标准进行生产。在武义县远离污染的白姆乡和刘秀垄景区等灵芝、铁皮石斛等道地药材原产区内，公司建立了四千八百多亩原木赤灵芝、铁皮石斛、西红花等名贵中药材标准化仿野生栽培基地。寿仙谷基地是国内第一个通过中国、欧盟、美国有机产品认证和药品 GMP 认证的基地，并先后被认定为浙江省优质道地药材示范基地、首家浙江省现代农业园区石斛精品园铁皮石斛品种道地药材保护与规范化种植示范基地、灵芝品种道地药材保护与规范化种植示范基地。

凭借这四大核心优势，寿仙谷仿野生栽培的原木赤灵芝、铁

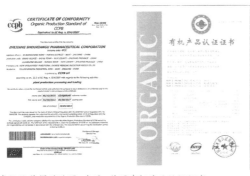
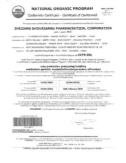

寿仙谷获得的欧盟、中国、美国有机产品认证证书

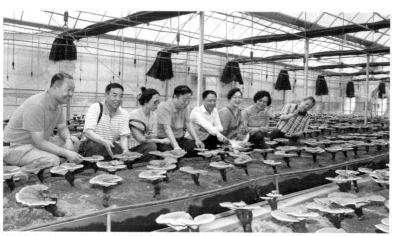

中国中药协会会长房书亭（左四）率专家组对寿仙谷道地药材进行考察验收

皮石斛、西红花、三叶青等有机中药获得了上级部门和中国中药协会等组织的专家组的高度肯定。国家中医药管理局原副局长、现任中国中药协会会长房书亭曾经多次前来寿仙谷有机国药基地考察指导，强调："药材好，药才好。"优质中药材最突出的品质就是药材的道地性，"道地药材"的道地就是指历史悠久，产地适宜，品种优良，炮制考究，疗效突出，带有明显地域特征。归根结底一句话，就是要保持药材质量的原性状。

[贰] 制作工具

中药炮制工作复杂且需要细心与耐心。中药炮制的操作方法很多，应用的工具也多种多样，工具的选择与准备是炮制工作中的主要步骤之一。现将部分常用工具及应用范围分述如下。

一、手工操作工具

（一）切药刀：分刀身、刀床、刀脑三部分，刀身即刀片，略呈长方形，后上端有长刀柄，前下端微有小角突出（俗称刀鼻），上开一小孔，与刀床前端之刀脑联合，组成铡刀状，为切制药材的主要工具。切药刀的附件一般有拦药木界尺、拱形竹夹、竹压板、磨刀石等。切药刀适合切制根及根茎、藤木、果实、全草等药材，包括各种规格的片、段、丝、块等。

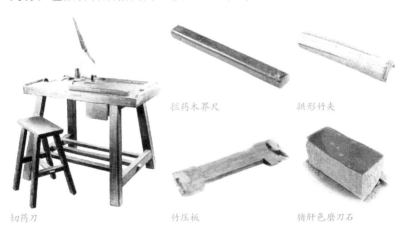

拦药木界尺　　　拱形竹夹

切药刀　　　竹压板　　　猪肝色磨刀石

（二）片刀：式样与菜刀相似，刀片薄，刃口为两面，略呈弧形，适合对药材进行切、削、片、劈等多种粗加工。

（三）特殊用途刀具：麦冬刀

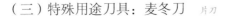

片刀

为两头圆的小刀，制作去心麦冬时专用；茯苓刀前端大、尾端小，用于茯苓去皮、切片。

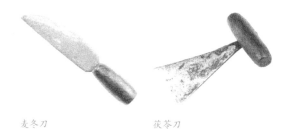

麦冬刀　　　　　茯苓刀

（四）锉：铁质工具，适用于木质、角质等药材的锉末等工序。

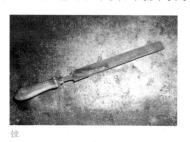

锉

（五）劈药斧：铁质工具，用于药材的劈开、破碎等。

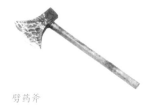

劈药斧

（六）铁钻、药刨：铁质工具，用于块状药材去杂、去皮等的净制。

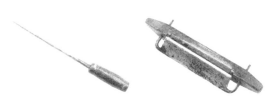

茯苓钻　　　　　山药刨

（七）碾船：一般由船形的铁制碾槽以及车轮形的碾盘等组成的工具，瓷制、木制的特种碾船也有散见，用于药材的截切、轧压和研磨等。

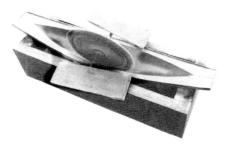

铁碾船（槽）

（八）乳钵、舂钵：用于研磨、舂捣以粉碎药物，常置于售药柜台备用。

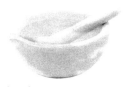

瓷乳钵　　　　铜舂钵　　　铁舂钵

（九）石臼、石磨：用于药材分解、研粉。

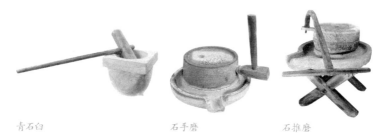

青石臼　　　　　　　石手磨　　　　　　　石推磨

（十）风选车：用于药材的风选。风选是借助风力除杂的方法。

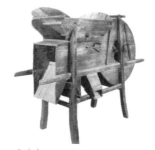

风选车

（十一）竹匾、三角药架：用于药材的阴干。

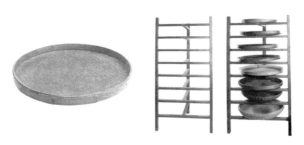

竹匾　　　　　　　　三角药架

（十二）药锅、铁铲、风炉：用于药材的炒制、熬制等。

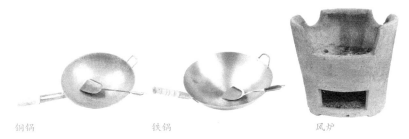

铜锅　　　　　　　铁锅　　　　　　　风炉

（十三）木桶、木盆、瓷缸：用于药材的浸润。

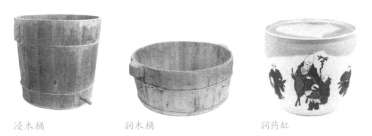

浸木桶　　　　　　润木桶　　　　　　润药缸

（十四）蒸笼、蒸药甄：用于蒸制药物。

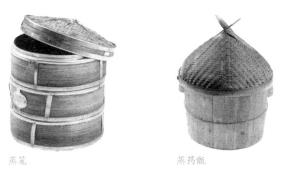

蒸笼　　　　　　　蒸药甄

（十五）烘笼：在底下加炭火，用于药材的烘焙。

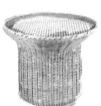

大篾烘笼　　　　　　　小篾烘笼

（十六）筛子：用于药材的筛选或晾干。

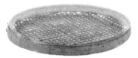

禾筛

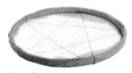

铁丝筛

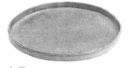

灰筛

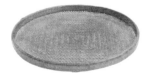

谷糠筛

（十七）箩盖、刷帚、篾席、撮斗等附件：用于药材的晾晒、收取等。

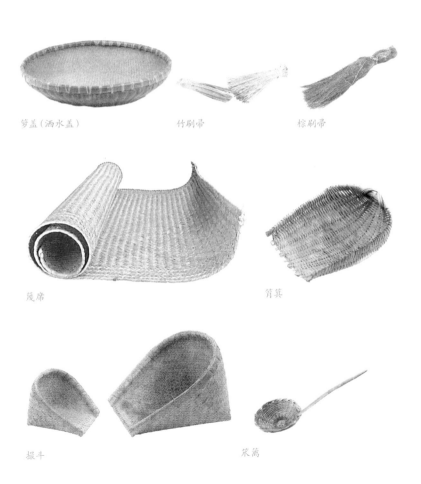

箩盖（洒水盖）　　　竹刷帚　　　　棕刷帚

篾席　　　　　　　　　　　筲箕

撮斗　　　　　　　　茶蒌

二、制药机械

应用机械制药以减少劳动强度并提高生产效率是中药炮制的必然发展方向。现代中药炮制常用的机械有洗药用的洗药机，轧粉用的粉碎机，切制饮片用的切药机，制剂用的颗粒机、压片机以及提取药用成分的各种提取设备等，由于现代制药机械种类较多，在这里就不展开赘述了。

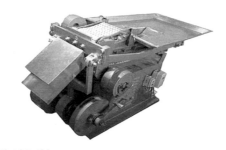

剁刀式切药机

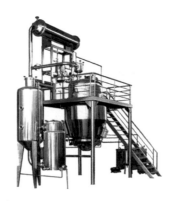

中药提取设备

三、新设备、新工艺的探索与应用

近些年来，许多专家学者探索应用新设备、新工艺对一些传统的炮制方法进行改进，以适应时代的要求。例如，利用远红外线及微波穿透能力强、加热速度快且灭菌效果良好的特点，改用远红外线烤箱或微波炉炮制鸡内金等中药材，这是一项有益的探索，不仅可收到良好的炮制效果，还具有省时、卫生、方便的特点。

现代制药新设备、新工艺的探索与应用是一个较大的选题，下面就灵芝孢子的破壁新工艺做一个简要介绍。

灵芝孢子的孢壁是由几丁质和葡聚糖构成（多糖壁），且具有同心圆的双层网结构，质地坚韧，耐酸碱，极难氧化分解，因此限制了身体对孢子内有效物质的消化吸收。为了充分利用灵芝孢子内的有效物质，必须对孢子粉进行破壁[1]。

自从灵芝孢子破壁工艺诞生以来，关于它的争论就没有停止过，其争论焦点主要在破壁技术和安全理念这两方面。国内目前在生产上广泛应用的破壁方法是机械振动磨破壁法，也就是碾轧破壁，此类破壁方法的优点是成本低廉，缺点是金属棒高速运转碾轧产生的高温很容易直接导致灵芝孢子粉氧化变质以及生产过程中难免会带入金属碎屑脱落物等有害物质而对孢子粉造成污染。

---

[1] 刘红主编，《化学创新实验》，中国石化出版社2012年版，第42页。

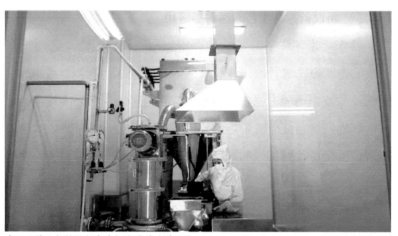

寿仙谷药业超低温超音速气流对撞破壁工艺

目前市面上一些灵芝破壁孢子粉产品普遍存在铬、镍等重金属超标、功效成分丧失活性等问题，即缘于此。

有鉴于此，国内一些有高度社会责任心的灵芝产业领军企业展开了艰难探索，以期从根源上解决这些直接影响到灵芝孢子粉安全高效利用的难题。例如，经过十几年的摸索，寿仙谷药业参考中药炮制水洗、风选、破壳、水飞等相关古法秘技，对德国进口气流破壁机进行改造和利用，进而研发出了以灵芝孢子粉去杂、去瘪前期分离技术和超低温超音速气流对撞破壁及去壁提纯技术为主要内容的第三代灵芝孢子粉去壁提纯技术。该技术不但成功申请了国家发明专利，还一举拿下了第46届日内瓦国际发明展金奖。

[叁] 中药炮制技法

中药炮制技法是中国传统医药制备或提取手段之一，也是中医临床用药的必备工序。药材原料经炮制后不仅可以提高药效、降低毒副作用，而且方便服用，利于吸收和存储。

通过学习中药炮制学可以得知，中药炮制起源于用药实践，其历史可追溯到原始社会。人类为了服用药物，需要对其进行必要的处理，如洗净、劈开、打碎、用牙齿咬成碎粒等，这样就产生了中药炮制的萌芽（净制、切制）。火的发现和利用使人类逐步从食用生食过渡到食用熟食，一些如炮、烧等制备熟食的方法被应用于处理药物，使其也有了生、熟之分，产生了中药炮制的雏形（火制）。酒的发明与应用丰富了用药经验，酒作为辅料被应用于药物炮制，充实了中药炮制内容（辅料制）。

中药炮制是中国历代医药学家在长期医疗活动中逐步积累和发展起来的一项独特的制药技术，有悠久的历史和丰富的内容，是中医用药特点所在。随着现代科学技术的发展，中药炮制也在不断摸索中前进。

通过整理有关中药炮制的文献可以发现，中药炮制的发展大致可分为四个时期：春秋战国至宋代是中药炮制技术的起始和形成时期，金元、明时期是炮制理论的形成时期，清代是炮制品种和技术的扩大应用时期，现代是炮制技术的振兴、发展时期。

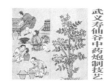

一、各个时期的中药炮制发展情况和主要文献

（一）春秋战国至宋代

在汉代以前，古文献中所记载的都是比较简单的炮制内容。《五十二病方》是中国最早有炮制内容记载的医方书，涉及了净制、切制、水制、火制、水火共制等炮制内容，并有具体操作方法的记载。《黄帝内经》是中国古代最早的医学典籍，在《灵枢·邪客》中有"治半夏"的记载。"治"即"修治"，是指减毒的加工处理，可见当时已注意到有毒药物的炮制。《素问·缪刺论》中所说的"角发""燔治"即是最早的炭药血余炭。"㕮咀"是当时的切制饮片。

汉代，中药炮制的目的、原则已初步确立，并出现了大量的炮制方法和炮制品。《金匮玉函经》证治总例中写道，中药物"有须烧炼炮炙，生熟有定"，是药物生熟异用学说的先导，还指出"凡㕮咀药，欲如豆大，粗则药力不尽"，阐明了药物性状与药效的关系。《伤寒杂病论》中有关药物的炮制更多散见于处方药物的脚注，与药物配伍、剂型、煎法、服用相联系，对毒剧药应用更谨慎，用法也很有分寸，且提出了制药火候方面烧、炼、熬三者的不同。

东晋葛洪在《肘后备急方》中载"诸药毒救解方"，提出生姜汁可解半夏毒，大豆汁解附子毒，常山牛膝酒渍服，并记有干馏法制竹沥，为后世依方炮制提供了基础依据。

南北朝梁代的《本草经集注》是陶弘景所撰写的中国第二部中药专著，第一次将零星的炮制技术做了系统归纳，说明了部分炮制作用，将"㕮咀"改为切制，内容丰富，方法众多。

南北朝宋人雷敩总结前人的炮制技术和经验，撰成《雷公炮炙论》三卷。这是中国第一部炮制专著，书中记述了药物的各种炮制方法，如拣、去甲土、去粗皮、去节并抹、揩、拭、刷、刮、削、剥等净制操作，切、锉、擘、捶、舂、捣、研、杵、磨、水飞等切制操作，拭干、阴干、风干、晒干、焙干、炙干、蒸干等干燥方法，浸、煮、煎、炼、炒、熬、炙、焙、炮、煅等水火制法，还有苦酒浸、蜜涂炙、同糯米炒、酥炒、麻油煮、糯泔浸、药汁制等广泛应用辅料的炮制方法。该书还对炮制的作用作了较多介绍。

唐代文献在炮制原则系统化和炮制新方法方面有较详细的记载，在中药炮制技术上有长足进步。孙思邈《备急千金要方》被誉为"中国最早的临床实用百科全书"，在炮制新方法方面，它提出赭石要"漂"，麦冬、生姜要"捣绞取汁"。《千金翼方》中有反复曝制熟地黄的方法。《食疗本草》开始用童便处理药材。《外台秘要》始载麸炒法。《仙授理伤续断秘方》中新增天南星姜汁浸、草乌姜汁煮或醋煮、自然铜火煅醋淬、何首乌黑豆蒸等炮制方法。

《新修本草》是唐代苏敬等修订的世界最早的药典，首次规定惟米酒、米醋入药，将炮制内容列为法定内容，记有作蘗、作曲、作豉、作大豆黄卷、芒硝提净等方法，对矿物药的炮制方法有较为详尽的记载，炮制内容比前一时期丰富。

宋代，炮制方法有很大改进，炮制目的也变得多样化，从专注减少副作用到开始增加和改变疗效，从专注于汤剂饮片的炮制转为同时重视成药饮片的炮制。王怀隐、王祐等奉敕编写的大型方书《太平圣惠方》中不仅具体记载了大量炮制内容，还始载乳制法。《太平惠民和剂局方》强调"凡有修合，依法炮制"并特设"论炮炙三品药石类例"，专章讨论炮制技术，收录了185种中药的炮制方法和要求，并逐渐注意到药物经炮制后性味功效的改变，如蒲黄"破血消肿即生使，补血止血即炒用"，成为国家法定制药技术标准的重要组成部分，对保证药品质量起了很大的作用。由于该书筛选了当时通用的方剂及炮制方法，实践性强，现代应用的许多方法，特别是配制成药的方法，都与该书所列方法相似，如水飞、醋淬、镑、纸煨、面煨、巴豆制霜、苍术米泔水浸等。

总之，在宋代以前，炮制的原则、方法、适用品种已初具规模，中药炮制技术形成。

（二）金元、明时期

金元时期，名医各有专长，张元素、李东垣、王好古、朱丹溪等均特别重视药物炮制前后的不同应用以及炮制辅料的作用，开始对各类炮制作用进行总结，明代又进一步系统整理，逐渐形成了传统的炮制理论。从药物炮制方法之多和理论实践上的重大改进来看，足见此时期中药炮制的昌盛和人们对医药的重视。在这一时期，中药炮制技术有了较大的进步。

元代徐彦纯编《本草发挥》辑自金元诸家的著作，对炮制作用原理有较多的阐述。

明代陈嘉谟在《本草蒙筌·制造资水火》中指出："凡药制造，贵在适中，不及则功效难求，太过则气味反失……酒制升提，姜制发散。入盐走肾脏，仍仗软坚；用醋注肝经，且资住痛。童便制除，劣性降下；米泔制去，燥性和中。乳制滋润回枯，助生阴血；蜜制甘缓难化，增益元阳……"第一次系统概括了辅料炮制的原则。

明代李时珍的《本草纲目》是中国古代的一部药学著作，载药1892种，其中330味药记有"修治"专目，不仅综述了前代的炮制经验，还有很多李时珍个人的经验记载，如木香、高良姜、茺蔚子、枫香脂、樟脑等的炮制方法，在炮制方法上有所发展，其中多数制法至今仍为炮制生产所沿用。

　　明代缪希雍撰《炮炙大法》是中国第二部炮制专著，收载了439种药物的炮制方法，用简明的笔法叙述各药出处、采集时间、优劣鉴别、炮制辅料、操作程序及药物贮藏，大部分内容能反映当时的社会生产实际，在前人的基础上有所发展，并将前人的炮制方法归纳为炮、煨、煿、炙、煨、炒、煅、炼、制、度、飞、伏、镑、搬、晒、曝、露17种，即雷公炮炙十七法。

　　总之，金元、明时期，在对过往的炮制作用进行解释的基础上，经系统总结而形成了中药炮制理论。

（三）清代

　　清人多在明人的理论基础上增加炮制品，并有专项记载炮制方法和作用，但也有对某些炮制的不同认识和看法。

　　清代刘若金撰《本草述》收载300多种药物的各种炮制方法、作用、目的，进行理论解释，内容丰富。张睿撰《修事指南》为清代炮制专书，收录药物232种，为中国第三部炮制专著，较为系统地叙述了各种炮制方法，认为炮制在中医药学中非常重要。

　　总之，清代，某些炮制作用有所发挥，炮制品有所增多，炮制品种和技术进一步扩大应用。

（四）现代

　　中华人民共和国成立以后，各地对散佚在本地区的具有悠久历史的炮制经验进行了整理，并在此基础上制定出版了各省市中药炮制规范。同时，国家药典中也收载了炮制内容，制定了中药炮制通则，并相继出版了一些炮制专著，如《中药炮制经验集成》《历代中药炮制法汇典》《樟树中药炮制全书》等，将民间和历代医籍中的炮制方法及地方炮制方法进行系统整理，形成较为完整的文献资料。近年来，已开展对重点典籍文献和单味药炮制沿革的系统整理，促进了中药炮制文献研究的整理工作。

截至 2016 年年底，全国各中医药院校的中药专业都设有中药炮制课，并将其列为专业课之一。在教学实践中，结合地区特点编写教材，经过试用与修订，教材内容不断充实、提高。1979年，首次编写出全国高等医药院校《中药炮制学》统一试用教材。1985 年，出版二版教材。1996 年，出版三版规划教材。2001 年，出版全国高等医药院校中医药系列教材《中药炮制学》，为继承和发扬中药炮制学奠定了良好的基础。

二、寿仙谷中药炮制技艺相关技法介绍

寿仙谷中药炮制技艺是以中药炮制技术为基础，以唐朝道医叶法善的炼丹术，金元时期李东垣、朱丹溪关于药物炮制前后的不同应用及炮制辅料作用的总结以及明代雷公炮炙十七法等医药学理论和古法炮制原则为依据，结合药物特性和临床实践，不断丰富、创新和完善的独具特色的传承技艺。在具体的炮制工序上，寿仙谷在各个方面都有独特的传统做法，其采用的主要方法有选、

洗、浸、泡、漂、淘、润、飞、晒、切、锉、研、烘、炮、煅、
煨、炒、炙、蒸、煮、藏等。

"选"是指对采集的药材进行甄别挑拣，存优去劣，是确保
炮制出道地好药的前提。由医药行家凭借数十年学习实践养成的
直觉和经验，对药材观其形，摸其质，拈其重，尝其味，嗅其气，
听其声，以挑、摘、揉、擦、刷、刮、筛、颠簸、剪切、敲等手
法进行鉴别挑选。此外，还有风选、水选等方法，以得到最优质
的药材。

"洗""浸""泡""漂"是水制，用水或其他液体辅料及器具
对药材作去杂、去瘟、清洗、漂洗、浸泡、闷润等处理，目的是去
除药材的霉变、虫蛀及非药用部位、灰土、杂质等。除必须再经切
制和炮炙的品种以外，药材经净制之后即按质分等，上柜出售。

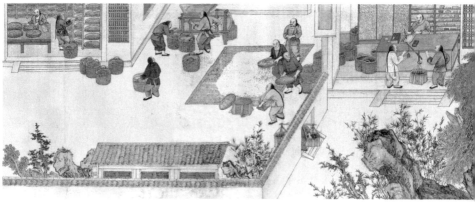

寿仙谷中医药文化图（局部一）

　　"洗"是指将药材放在清水或液体辅料中翻动擦洗，去除药物表面的泥沙与杂质，使其清洁纯净。

　　"浸"和"泡"是指将药材放在清水或液体辅料中，使水分或液体辅料渗透到药材内部，以降低药材的刺激性或让药材在吸水变软后便于切制。其中，根据药材的成分特性及处理需要，"浸"还可分为盐水浸、蜜水浸、米泔水浸、浆水浸、药汁浸、酒浸、醋浸等多种方式。

　　"漂"是指将药材放在清水中或液体辅料中浸漂，反复换水，以漂去腥味、盐分及毒性成分等，使药物纯净，药性缓和。

　　"淘"是指将细小的种子类药材放在清水中淘去泥土、沙粒，使其清洁纯净。

　　"润"是指将经过清水或液体辅料处理的药材置于容器内，使

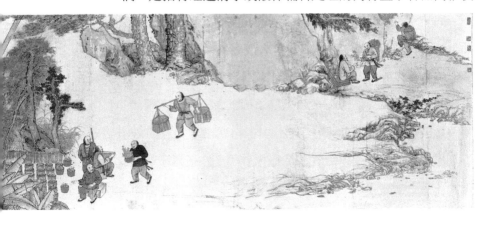

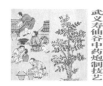

其表面所吸附的水分向内充分渗透，完全湿润变软，利于切制。在中药炮制中，润药很关键，寿仙谷祖传有"七分润，三分切"的说法。

"飞"是指带有神秘色彩的水飞法，是一种适用于矿石和贝壳类不易溶解于水的药物的水制研粉技艺。该技法将药物打成粗末，置于研钵内和水同研，倾去上部的混悬液，然后再将沉于下部的粗末继续研磨，如此反复操作，研至将细粉放在舌上尝之无渣为度，使有效成分与溶于水的杂质分离。如"水飞雄黄"，就是在入药之前，利用雄黄本身不溶于水的特性，将它放入水中研磨，促使它的有效成分与溶于水的杂质分离，从而获得毒性降低了的纯净而细微的雄黄粉。采用类似方法水制的药材还有朱砂、玛瑙、珍珠、滑石、炉甘石等。

"晒"是常用的中药材干燥技术，目的是使药材干燥，防止其生虫或者发霉变质。根据药材有效成分的性质，一般分为曝晒、晾晒等方法。曝晒，是指选择晴朗、有风的日子，将净选后的药材薄薄地摊在篾席、筛子或箩盖等上面，置于阳光下曝晒（其间要注意及时翻动，保证日光照射均匀）。晾晒，是指将药材置放于上下通风的筛子上，放在阴凉通风处阴干，适用于有效成分是挥发性的、需要尽量避免阳光直射曝晒以防有效成分含量降低的药材。

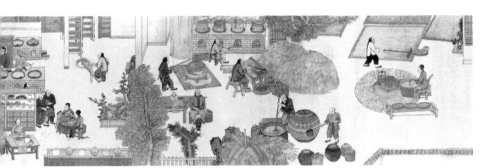

寿仙谷中医药文化图（局部二）

　　"切""锉""研"是切制，是指将净选或软化后的药材，根据不同形状及性质，分别使用切药刀、药斧、铁锉、切药刨、石磨、药碾子等工具，以切、劈、锉、刨、研磨等方法，切制成一定规格的片、段、块、丁、节、丝、粉等形状，以去除非药用和劣质部分，增大药材与溶剂的接触面积，使其充分受热和接触辅料，使有效成分易于溶出，便于炮制吸收、携带储藏和配方称量。寿仙谷要求切制后的饮片务必整洁卫生，无尘土灰渣，无霉变，无虫蛀，无其他杂物。

　　"烘""炮""煅""煨""炒""炙"为传统火制法，是指采用药锅、药铲等工具，对药物按不同性质作加热处理，使之干燥、变软，利于煎出有效成分和捣碎，降低毒性，增强药效，同时缓和、改变药物性能及矫味。其中，每种手法又有多种细分。有时候，同一种药材，因为制法不同，所制成的中药饮片的药用范围和疗效也有所不同。

"烘"是指将药材用微火加热，使之干燥，保持其原有成分和药用特性，以利于长期保存。其间，须根据药材的类别和部位，如动物的皮类和骨类，草木的根、茎、叶、果实、种子等的不同，以及药材的外形、大小、厚薄、轻重、质地、成分等特征，控制好烘焙的温度和时间。有的药材在烘焙过程中若超过一定温度便会失去药效。

"炮"是指将粒状或被切成小块的药物置于锅内，旺火加热，快速炒制，使药物膨胀松胖，改变药物性能及矫味。

"煅"是指将药材用猛火直接或间接煅烧，使其质地松脆，易于粉碎，有明煅（直接煅）与密闭煅或焖煅（间接煅）等不同方法。

"煨"是指将药物用湿面粉或湿纸包裹，置热火灰中加热，至

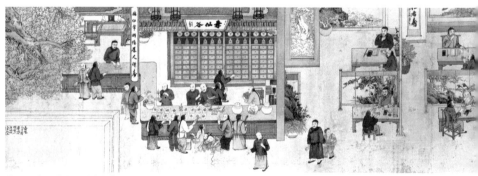

寿仙谷中医药文化图（局部三）

面或纸焦黑为度，以减轻药物烈性和副作用，如煨生姜、煨甘遂等。

"炒"是指将药物放于锅内加热，用铁铲不断铲动，炒至一定程度取出，以缓和药性。按用药的不同要求，可分为清炒（不加辅料）、盐炒（加盐炒）、酒炒、醋炒、姜汁炒、麸炒（加麸皮炒）、土炒（加灶心土炒）等。其中别具一格的"炒炭"，即指采用较旺火力将药炒至外焦似炭、内里老黄色（或棕褐色）而又不灰化，俗称"炒炭存性"，大多有增强收涩作用。

"炙"是指将药材与液体辅料拌炒，使辅料逐渐渗入药材内部的炮制方法。炙可以改变药性，增强疗效或减少副作用，可分为蜜炙、酥蜜炙、猪脂炙、药汁涂炙等。

"蒸""煮"既需要用到水，又需要用到火，属水火共制。"蒸"是指将药材清洁处理后利用蒸气进行加热的方法，又分为清蒸（直接用水蒸气加热）和辅料蒸（加辅料酒浸蒸、药汁蒸）。"煮"是指直接用水加热制作，分为清水煮、黑豆汁煮、甘草水煮、盐水煮等。如古法炮制寿仙谷中药制首乌，就须将黑豆汁与生首乌片同置于木蒸桶内，武火升温、上气后转文火蒸，再九蒸九焖，大药乃成。

"藏"是指根据中药饮片及炮制所加辅料的性质，选用干燥通风的库房和适当的容器贮存，这样既可避免药材出现诸如鼠咬、虫蛀、霉烂、泛油、变色、变味、气味挥发等各种各样的问题，又可有效保持药材的形状、色、味和临床疗效。

由于现代用药方法趋于常规化，传统的"一方一法"用药模式已不复存在，小作坊式的中药炮制生产模式也已淘汰，许多特殊而又可产生特效的传统炮制技术因存在感的缺失而逐渐被人们遗忘，再加上为数不多身怀绝技的炮制老药工对于自己经过长期工作摸索总结出来的炮制方法秘而不宣，传统炮制技术面临衰退甚至失传的局面。值得庆幸的是，有关部门对炮制技术的传承和保护开始日益重视，采取了一系列具体措施对中药炮制技术进行抢救性保护。继中药炮制技术于 2006 年 5 月被列入第一批国家级非物质文化遗产代表性项目名录后，扎根于武义中医药传统文化，世代相传且具有鲜明地方特色，出色运用传统工艺和技能并体现出高超水平，同时因社会变革而面临消失危险的武义寿仙谷中药炮制技艺，于 2014 年 11 月被列入第四批国家级非物质文化遗产代表性项目名录。

三、技法举例

下面简略举几例寿仙谷中药饮片的炮制技法。

（一）铁皮枫斗古法炮制

铁皮枫斗是正宗铁皮石斛鲜条加工后的干品，而铁皮石斛为兰科石斛属多年生草本植物，茎丛生，圆柱形，有明显黑节，在民间被誉为"救命仙草"。铁皮石斛味甘、性寒，归胃、肾经，取茎入药可益胃生津，滋阴清热，补五脏，轻身延寿，是常见贵细中药材，在唐代御医叶法善的遗方以及寿仙谷药号李金祖、李海鸿的祖传处方中常有出现。

工具：剪刀、尖嘴钳、竹筛、火盆、柴灰、木炭或竹炭、特种牛皮纸（古法选韧性好的稻草）、棉布袋。

铁皮枫斗古法炮制具体步骤如下。

净制：鲜铁皮石斛分挑、去杂、剪去根须、去叶，取鲜茎阴置晾干一周备用。

烘焙：将铁皮石斛鲜茎摊在竹筛中，放到火盆上烘焙，其间注意控温，如有听到爆裂声，应加柴灰降低温度。

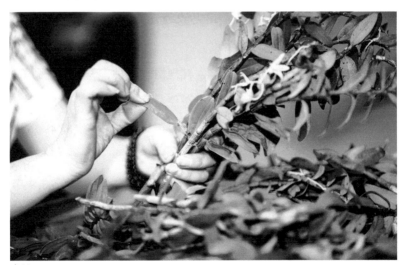

净制

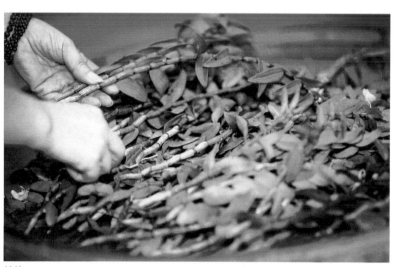

烘焙

　　软化：烘焙使得铁皮石斛鲜茎收缩发亮，起皱变干。柔软度的掌握以绕扭原料不断不裂为度。

　　分剪：将软化后的原料分剪，其规格有两种，一种是直径 0.5 厘米以上分剪成每段 8 厘米左右，可绕成 2.5—3 圈螺旋体，另一种是直径 0.5 厘米以下分剪成每段 10 厘米左右，可绕成 4—5 圈螺旋体。

　　揉制：将分剪好的茎条揉制成螺旋体（枫斗）。如遇茎条关节特别硬者，先用尖嘴钳轻夹茎条关节，再将其揉制成螺旋体。

　　初定型：将揉制成的螺旋体用特种牛皮纸捆包扎紧，放于竹筛上烘焙。

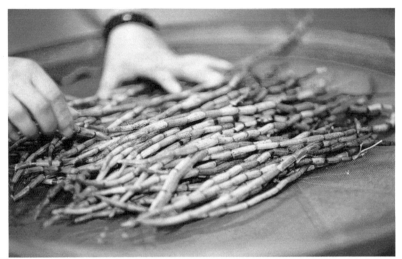

软化

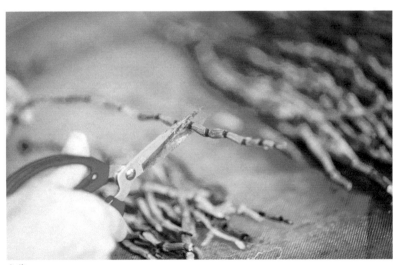

分剪

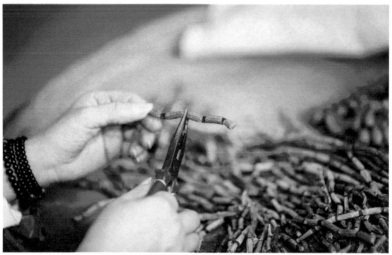

采制

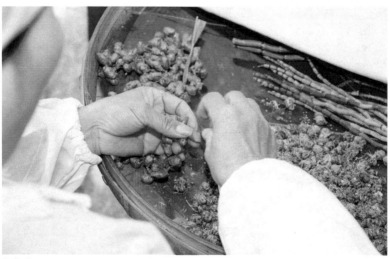

初定型

二次定型：初定型后的枫斗缩小、松动，说明已半干，此时须将枫斗全部拆出，再次逐个手工揉制，用特种牛皮纸捆扎固定后放于火盆中烘干。其时，要求温度不能太高，火烘以不烫手为

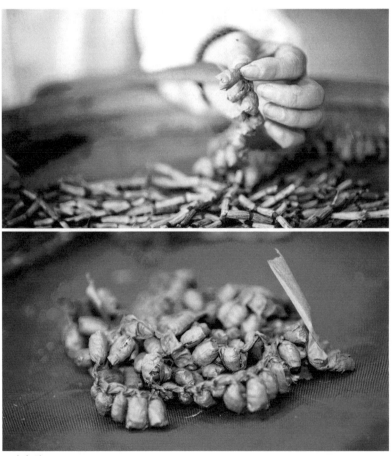

二次定型

宜。二次定型可使铁皮枫斗色泽更加透亮，环与环之间更加紧密，不走形。

干燥：将二次定型后的枫斗烘到全干为止（水分含量低于10%），此时手捏铁皮枫斗可以感受到其完全变硬。经炮制而成的铁皮枫斗成品一般为3—5个旋环，长1.0—1.4厘米，直径0.7—1.0厘米，茎直径0.2—0.4厘米，表面暗黄绿色或金黄绿色，有细纵皱纹，节明显，节上可见残留的膜质叶鞘或叶鞘纤维。

去叶鞘：将枫斗成品置入棉布袋中，两人各拎棉布袋一头来回拉动，使叶鞘脱落。

贮存：须将成品置于通风阴凉干燥处，注意防潮。

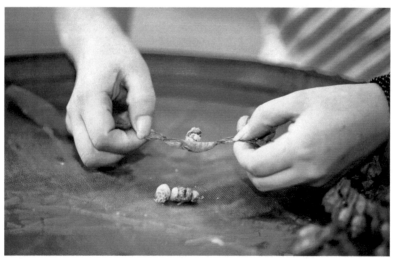

干燥

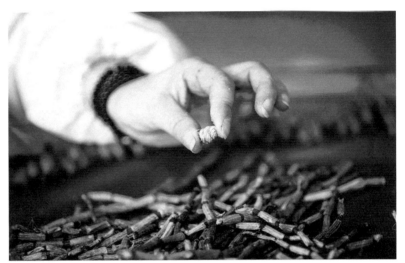

干燥

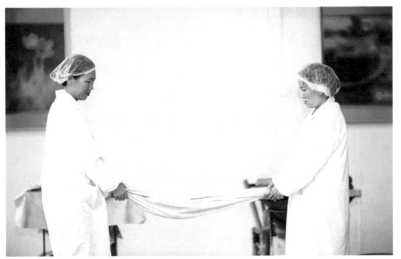

去叶鞘

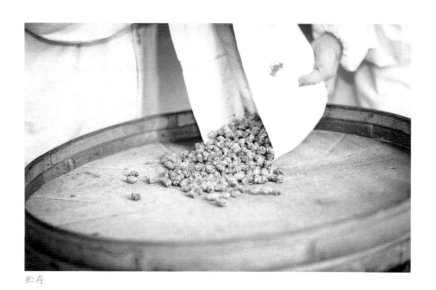

贮存

（二）铁皮枫斗现代炮制法

寿仙谷药业特别创新了一种经过改良的铁皮枫斗加工方法，并成功申报了发明专利。其对关键技术环节的数据都给出了精确的量化，以便于现代的产业规范化操作。

采集、去杂：采集足年份的道地铁皮石斛鲜条，挑选去杂后备用。

烘烤软化：将去杂后的铁皮石斛摊在竹筛子中，置于130—135℃的火盆上烘烤5—10分钟，使其软化。

分剪、旋扭卷曲：将经过软化的铁皮石斛用剪刀进行分剪，使每个茎段的长度为6—8厘米，再将分剪后的铁皮石斛茎段旋扭卷曲成具有 4—6 个旋纹的铁皮石斛螺旋体。

定型、抛光：将铁皮石斛螺旋体用牛皮纸捆包扎紧，置于65—70℃的火盆上烘烤 18—30 小时，进行初次定型；将其拆出，另取牛皮纸将经过初次定型的铁皮石斛螺旋体捆包扎紧，并置于35—40℃的火盆上再烘烤 18—30 小时，进行二次定型；最后，用枫斗抛光机抛光去叶鞘。

（三）首乌九蒸九焖制法

何首乌，蓼科多年生缠绕藤本植物，块根肥厚，长椭圆形，黑褐色，味苦、甘、涩，性微温，归肝、肾经。生首乌入药可解毒（截疟）、润肠通便、消痈，制首乌可补益精血、乌须发、强筋骨、补肝肾，是常见贵细中药材。

备料：取优质首乌块根及黑豆备用。黑豆必须选自然黑、颗粒饱满的黑皮青仁大豆。

工具：剪刀、切药刀、木盆、木蒸桶、竹筛、竹沥水篮等。

首乌蒸制具体步骤如下。

净制：首乌块根去除杂质，剪头去尾，洗净，去粗皮，切片，干燥。

黑豆汁制法：取黑豆适量（生首乌片与黑豆比例为 10∶1），加水适量，熬成黑豆汁，去渣备用。

浸润：取非铁质容器（木质、陶制等），将生首乌切片置入其

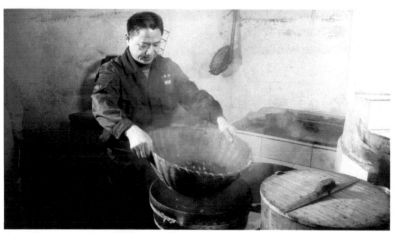

李明焱演示古法炮制何首乌

中，加入黑豆汁浸润 2 小时，其间适时翻动，使黑豆汁充分渗入生首乌片中。

蒸制：将黑豆汁润透的生首乌片捞起，置于木蒸桶内，武火升温、上气后转文火蒸 2 小时，焖 12 小时后取出，首乌片摊晾干后加入黑豆汁进行二蒸，如此反复。九蒸九焖后，首乌片内外都呈滋润黑色。其后晾干，即得制首乌。

贮藏：置通风干燥处，防霉，防蛀。

这个"九蒸九焖"需要经过九道工序一步步操作下来，是一个十分烦琐的过程，从中亦可看出寿仙谷对中药炮制认真严谨、务必精良的严苛要求。经过这般处理，黑豆的补肾益精、何首乌的滋肾养血作用发挥到极致，寿仙谷制首乌也就成为补精固本、乌须养颜的良药。

（四）黄精九蒸九晒制法

黄精，百合科黄精属植物，根茎横走，圆柱状，结节膨大，叶轮生，无柄，春、秋二季采挖。黄精味甘，性平，入脾经、肾经、肺经，具有补气养阴、增健脾胃、滋阴补肾、润肺止咳的功效。

备料：取优质鲜黄精，晾晒10天左右，直至七八成干。

工具：刷子、切药刀、陶瓷罐、柴灶、铁锅、蒸屉、纱布、竹匾等备用。

黄精炮制具体步骤如下。

净制：将黄精块茎用刷子清洗干净，去除杂质，除去须根。

水煮：将黄精块茎放入锅中加水煮半小时左右。

切片：取黄精块茎，切成厚片。

闷润：取陶瓷罐，将黄精片置入其中，加入适量黄酒拌匀（每50千克黄精片用黄酒10千克），使黄酒充分渗入黄精片中。

九蒸九晒：将黄酒润透的黄精片取出，均匀铺在蒸屉中的纱布上，蒸屉上锅后盖好，隔水蒸半小时左右；将蒸好的黄精片取出，均匀铺在竹匾中，置于日光下直晒，至表皮干燥；然后，再将黄精片置于蒸屉内，进行二蒸，再二晒；如此反复，九蒸九晒，直至黄精片表面呈棕黑色、有光泽为止。

贮藏：置通风干燥处，防霉，防蛀。

鲜黄精口感略麻，且不易贮存。经过九蒸九晒炮制，黄精不仅在色、香、味方面会发生变化，其壮阳、抗贫血、提高免疫力等功效也会有一定的增强。但李家祖传医嘱曰，痰湿重者、中寒泄泻者不宜服用。

（五）盐水杜仲炮制法

盐水杜仲为中药材杜仲之炮制品。中药材杜仲为杜仲科植物杜仲树的干燥树皮，味甘、性温，归肝、肾经。盐水杜仲具补肝肾、强筋骨、降血压、安胎等诸多功效，是名贵滋补中药。

备料：取优质杜仲及食盐备用，每50千克杜仲用食盐1.5千克。

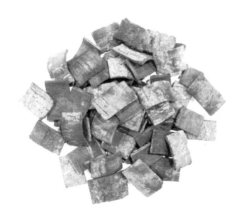

寿仙谷盐水杜仲

工具：铁锅、药铲、切药刀、木盆等。

盐水杜仲炮制具体步骤如下。

净制：杜仲洗净，除去粗皮，润透。

切制：将洗净的杜仲切成方块或丝条，晒干。

盐浸：取木质容器，加适量沸水将食盐溶化，取杜仲块或丝条置入，使盐水充分渗透。

炮制：将杜仲块或丝条用铁锅文火炒至微有焦斑为度，取出晾干，即得盐水杜仲。

标准：色深黄，无焦黑，无炭化，折断面易断丝或无丝。

（六）三叶青碾磨法

三叶青，葡萄科多年生草质攀缘藤本，块根纺锤形、椭圆形或卵圆形，单个或数个相连呈串珠状，以块根或全草入药，全年可进行采收，晒干或鲜用均可。三叶青味微苦、性平，归肺、心、肝、肾经，具有清热解毒、祛风化

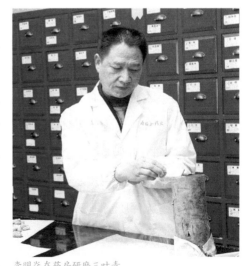

李明焱在药房研磨三叶青

痰、活血止痛、治疗肿瘤的功效，为寿仙谷药号李金祖、李海鸿祖传处方中的常用药。

备料：取优质饱满三叶青块根。

工具：药碾、铁扁锉等。

三叶青碾磨具体步骤如下。

净制：除去杂质，洗净，晾干。

捣制：将三叶青块根放入石臼中，捣成小块。

研制：用药碾将三叶青粗末碾碎成粉状物即可；亦可选择一手持扁锉固定，另一手持三叶青块根，直接研磨成粉状物。

（七）铁皮枫斗灵芝浸膏炮制法

寿仙谷铁皮枫斗灵芝浸膏即祖传药中的固肾膏，源自寿仙谷挖掘破译的叶法善养生秘方。旧时，采用铁皮枫斗、灵芝粉君臣佐使配伍，慢火久熬，收膏而成，特点是有效成分含量高，稳定性好，容易吸收且易保存，其膏剂不含任何动物成分，不含糖，是极为纯正的素膏，适合多种体质的人群清补养生。如今，铁皮枫斗灵芝浸膏的炮制方法又有改进，更安全高效且适于量产。

组方：源自寿仙谷挖掘破译的叶法善养生秘方。

备料：精选优质道地药材，以在模仿自然生态环境里生长了4年的有机铁皮石斛炮制而成的铁皮枫斗为君药（70%），以寿仙谷去壁灵芝孢子粉为臣药（20%），优质道地西洋参为佐药（10%）。

工具：煎药炉、铜锅、竹铲、浓缩提取设备等。

灵芝浸膏炮制具体步骤如下。

浸泡、煎煮：对药料严格"三煎"，确保药效成分的充分煎出，将所得药汁混合一处，静置后再沉淀过滤。

浓缩、收膏：通过传统与现代相结合的先进浓缩提取技术，大幅提升成品的有效成分含量，浓缩比达到 20∶1（即每 1 克铁皮枫斗灵芝浸膏需要 14 克鲜铁皮石斛、4 克破壁灵芝孢子粉、2 克西洋参作为提取原料）。文火熬制至膏剂出现"挂旗"（术语，指

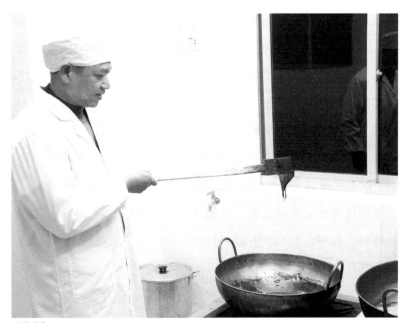

"挂旗"

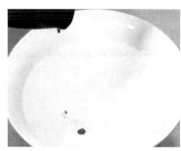

滴水成珠

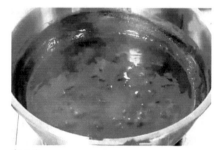

翻云头

将用于熬膏搅拌的蘸取药汁的竹铲水平提起，膏汁从竹铲下沿拉挂成旗帜状），就说明膏方快成了。不同原材料的膏，"挂旗"的程度也有区别，可靠经验掌握。当膏剂直观表现出"滴水成珠"（术语，指拿筷子蘸些膏胶滴入冷水中，膏胶不分散溶化，在水中仍保持圆珠状）以及"翻云头"（术语，指正在加热的膏体呈蜂窝状沸腾）时，便是收膏的最佳时机。

（八）寿仙养颜膏熬制法

如今的寿仙谷西红花铁皮枫斗膏即祖传药中的寿仙养颜膏，具有活血养颜功效，适合女性人群使用。

西红花，又名藏红花，鸢尾科植物番红花的干燥柱头。西红花味甘，性平，归心、肝经，具备活血化瘀、凉血解毒、解郁安神的功效。

组方：源自寿仙谷挖掘破译的叶法善养生秘方。

备料：精选优质西红花的红色柱头为君药，辅以萃取浓缩的铁皮枫斗粉为臣药。

工具：煎药炉、铜锅、竹铲、浓缩提取设备等。

养颜膏具体炮制步骤如下。

浸泡、煎煮：对西红花、铁皮枫斗药料进行严格"三煎"，确保药效成分的充分煎出，并将所得药汁混合一处，静置后再沉淀过滤。

浓缩、收膏：文火熬制至煎液可实现"挂旗"，直观表现出"滴水成珠"以及"翻云头"现象，此时就是收膏的最佳时机。

特点：西红花不带热毒，与滋阴润肺的铁皮枫斗粉相和，加水煎煮后滤渣，将药液浓缩后，不加蜂蜜，不加动物成分等辅剂，既清又补，补而不腻，特别适合女子补益身心，美容养颜。

（九）铁皮枫斗颗粒炮制法

寿仙谷铁皮枫斗颗粒即祖传药中的铁皮枫斗精粉。

组方：采用铁皮枫斗为原料。鉴于铁皮枫斗性微寒，长期单服对痰湿体质和胃寒者可能产生不良影响，故配伍以赤灵芝、西洋参，兼滋阴、补气、扶正于一体，调理作用更全面。

备料：精选优质道地药材，以在模拟自然生态环境里生长了4年的有机铁皮石斛炮制而成的铁皮枫斗和有机赤灵芝为主要原料。

工具：药碾（粉碎机）、研钵（研磨机）、颗粒机。

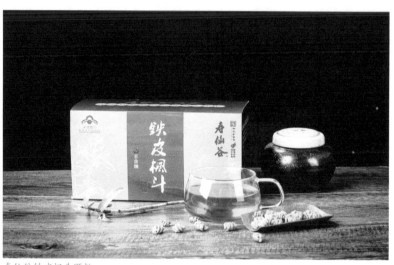

寿仙谷铁皮枫斗颗粒

炮制：将原药材打碎、研磨，制备成粗粉颗粒的饮片形式（注：该炮制方法源自汉代，比水飞法历史更为悠久，如今融合了现代科技提取和颗粒自动化制备技术），经过专业加工，利用率接近 99%，彻底解决了传统铁皮枫斗难以有效利用的问题。

寿仙谷铁皮枫斗颗料不添加任何辅料，微苦，继承中药原味，杜绝了普通铁皮枫斗制剂为改善产品口味，普遍添加葡萄糖或蔗糖而降低产品性价比的弊病，更适于中医药科学服务人体健康的需要。

（十）杞菊明目丸炮制法

组方：六味地黄丸古方加枸杞子、菊花、煅石决明、全当归、白芍、蒺藜。六味地黄丸为补益剂，具有滋阴补肾之功效；枸杞子能补肝肾；菊花能清肝明目降肝火；煅石决明能平肝潜阳、明目退翳；全当归能补血活血；白芍能补血敛阴、平肝止痛；蒺藜能平肝明目、散风行血。杞菊明目丸具有很好的滋肾、养肝、明目作用，主治肝肾阴虚引起的眼病。

备料：精选优质道地药材，去杂。

工具：药碾子（粉碎机）、研钵（研磨机）、蜜罐、竹匾。

炮制：将熟地黄、牡丹皮、山药、茯苓、泽泻、山茱萸、枸杞子、菊花、煅石决明、当归、白芍、蒺藜碾碎磨成细粉，过筛，混匀，加赋形剂蜂蜜和适量水揉搓成丸，干燥，制成黑褐色至黑色的小蜜丸。成品气微香，味先甜而后苦、涩。

（十一）寿仙安神膏炮制法

组方：灵芝粉、五味子、蜂蜜等。五味子滋肾生津、收汗涩精，蜂蜜清热、补中、润燥、止痛，成品补气养血、定心安神，主要用于心悸怔忡、失眠多梦、体倦乏力。

工具：药碾子（粉碎机）、研钵（研磨机）、药炉、砂锅、纱布、瓷罐。

备料：精选优质道地药材，去杂。

炮制：将灵芝粉碎，研磨成超细粉；五味子水浸一宿后，以手按去核，用洁净纱布滤取汁，置砂锅内，加入灵芝粉，放入蜂蜜，小火熬成膏状，放入瓷罐内，3—5天后略去火性即可服用。

（十二）寿仙长春丹炮制法

组方：制首乌、制仙茅、制白茯苓、制苍术、制牛膝等。成品补益肝肾，聪耳明目，却病延寿。

工具：水桶、药刀、竹刀、炉灶、蒸桶、竹匾、药碾子、研钵等。

备料：精选优质道地药材，去杂。

炮制：何首乌用水浸，去粗皮，切片后放入蒸桶，加入黑豆汁拌匀，蒸晒9次，粉碎研净末；仙茅用竹刀刮去芦，用粳米泔水浸，去皮后放入蒸桶，加入黑豆汁拌匀，蒸晒9次，粉碎研净末；白茯苓去皮为末，水飞，去筋，取沉底晒干，在蒸桶内用粳米铺底后放入白茯苓，蒸晒3次，粉碎研净末；茅山苍术用米泔水浸，去粗皮，切片，加入老米和桑葚汁拌匀后放入蒸桶，蒸晒9次；牛膝用竹刀去芦，酒浸一宿，加入何首乌汁拌匀，蒸晒9次，粉碎研净末。上药各为末，和匀，炼蜜为丸。成品如梧桐子大。

（十三）鲜铁皮石斛退烧饮炮制法

铁皮石斛在武义民间又称"吊兰"，具有很强的滋阴清热功效，尤其是鲜铁皮石斛的茎，对高烧不退、久咳不愈的病人有特效。

工具：剪刀、木槌、木质压榨器、纱布、瓷盆、银戒指。

备料：取鲜铁皮石斛，去叶，剪去根须，凉开水洗净。

炮制：用剪刀将鲜铁皮石斛茎条剪成小段，用干净纱布包裹，再用木槌敲扁，放在木质压榨器中挤出绿色的药汁，滴注入底下的瓷盆内；将银戒指放入药汁中，片刻后取出戒指。成品为绿色药汁，不易长久保存，一般都是现制现用。

（十四）寿仙灵芝酒炮制法

灵芝为多孔菌科植物赤芝或紫芝全株，其性味甘平，无毒，有定心安神、补肝肾、益精血、强身体的功效，善治心悸、虚劳、咳嗽、气喘、失眠、消化不良等症。赤灵芝所制酒剂自古就是当地民间的常服上品。

工具：水盆，切药刀，瓷质酒坛。

备料：灵芝 500 克，上好高度数白酒 5 千克。

炮制：将灵芝置于水盆中浸润、洗净，用切药刀切成薄片；将灵芝片放入瓷质酒坛，倒入上好白酒浸泡，密封静置 4 个月（120 日）即可饮用。成品为金黄色酒剂。

（十五）寿仙铁皮石斛酒炮制法

取铁皮石斛鲜茎泡酒，长服可益胃生津、滋阴清热、补五脏、轻身延寿。

工具：水盆、切药刀、木槌、瓷质酒坛。

备料：去叶、去根须的铁皮石斛鲜茎 1 千克，上好高度数白酒 5 千克。

炮制：将铁皮石斛鲜茎置于水盆中洗净，用切药刀切成若干小段，用木槌敲扁后放入坛中；倒入上好白酒浸泡，密封静置4个月（120日）即可取出饮用。成品为琥珀色酒剂。

（十六）寿仙伤湿膏药炮制法

寿仙伤湿膏药为祖传药中的外用剂。组方中的虎骨能祛风通络、强筋健骨；生草乌、生川乌能祛风除湿、温经止痛；乳香、没药、生马钱子能活血止痛、消肿生肌；丁香、肉桂能温经散寒；荆芥、防风、老鹳草能祛风解表；香加皮、积雪草能消肿；骨碎补、白芷能散瘀止痛；干姜能温中散寒、回阳通脉；薄荷能清凉止痒；冰片能开窍；芸香能凉血散瘀；再增加麝香（镇痛、消肿）、海马（舒筋活络、消炎止痛）、三七（散瘀止血）等数种伤科名药。寿仙伤湿膏药经过浸、煎、炸、滤、熬、收等步骤慢熬而成，对肌肤伤疾和关节伤痛、风湿痛等能起到良好的治疗效果。

备料：选取并备齐组方中的二十几味道地中草药，酌予碎断，规格因材而异，不粗不细为宜（太粗则不易榨出有效成分，太细则易沉积锅底，难以滤净）；黄丹干燥并过100目筛。

工具：切药刀、研药钵、煎药炉、铜锅、铁丝筛、长竹筷、牛皮纸、膏药布等。

寿仙伤湿膏药炮制具体步骤如下。

浸泡：将药料在芝麻油内浸泡一定时间，有"春五、夏三、秋七日"的规范之说。

煎制：用大火热锅，将浸药后的芝麻油倒入锅中，微热后将药料投入，加热并不断搅拌，炸至药料表面深褐色、内部焦黄为度。用铁丝筛捞去药渣，过滤后的药油备用。

熬制：掌握火候，将药油倒入锅中，油烧热至呈现"滴水成珠"的，按不同季节决定下料比例，拌入药料。

收膏：趁热洒水入锅，让蒸气把油烟带走；用长竹筷将油膏顺时针搅拌，挑起呈"挂旗"状，即可收膏。

下丹成膏：药油炼成后，离火下丹。下丹时少量加丹（一般500 克药油加 250 克左右黄丹），边加边同方向搅拌，至膏体黏稠、膏药不粘手、拉丝不断为好（过硬则老，过黏则嫩）。

去火毒：膏药制成后，放入冷水中浸泡，每 1 日换 1 次水，7日后，膏成。

取膏药团置于容器中，在文火上熔化，将细料兑入，搅匀，用竹签取一定量的膏药布于牛皮纸或膏药布上即可。麝香等特别贵重的药可最后撒上。

特点：明如镜，黑如漆，热天不流不淌，冬天不硬不脱，药味醇香浓厚，疗效确切。

（十七）灵芝孢子破壁去壁技术

本技术为寿仙谷中药炮制核心技术，荣获浙江省科技进步奖

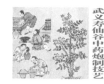
二等奖。

灵芝是中国传统珍贵中药材，灵芝孢子是灵芝成熟时从其菌盖上释放出来的咖啡色微小粉末物质，是灵芝的种子，也是灵芝的精华部分。有文献研究表明，灵芝孢子的主要功效要强于灵芝子实体[1]，其有效成分比灵芝多 75 倍。

传统灵芝用药主要采用灵芝子实体，这是因为：第一，古人没有现代设备，无法发现和收集轻如飘烟的灵芝孢子；第二，传统灵芝品种的灵芝孢子产量只有灵芝子实体的千分之一，也就是说 1 千克灵芝才有 1 克灵芝孢子。如今，现代技术不仅使灵芝孢子的收集成为可能，更重要的是，通过对灵芝新品种的选育，灵芝孢子的产量大大提高。如寿仙谷公司选育的灵芝新品种仙芝 2 号，其灵芝子实体和灵芝孢子的产量比可以高达 1∶1—1∶1.2，这为灵芝孢子粉的产业化发展创造了条件。

显微研究表明，灵芝孢子极其微小，直径只有 5—8 微米，相当于头发丝的十分之一。灵芝孢子的构成分为 4 部分：第一部分为外壁；第二部分是内部骨架（内壁），内外壁的成分为人体无法吸收的几丁质，这部分的占比约为 60%—65%；第三部分是内壁里面的油，这部分的占比约为 20%—25%；第四部分是灵芝多糖、氨基酸、三萜类、脂类、生物碱、有机锗及类胡萝卜素、维

[1]　子实体：高等真菌的产孢构造，即果实体，由已组织化了的菌丝体组成。

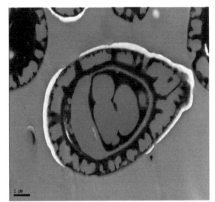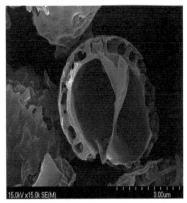

灵芝孢子剖面图

生素 E、磷脂和多不饱和脂肪酸等多种生物活性成分,这部分的
比重仅为 10%—15%。现代研究发现,如果灵芝孢子不破壁,人
体很难吸收到其中的有效成分。

在 21 世纪,灵芝孢子已成为灵芝最重要的药用部位,灵芝孢
子粉的破壁技术也很快取得了突破性进展。目前,在生产上广泛
应用的是振动磨破壁法破壁,该方法突出的优点是破壁率可以高
达 99% 以上,但这种破壁方法也有它的致命弱点:一是其原理是
通过振动棒高速振动对物料进行敲打及剪切而破壁,振动棒与物
料碰撞过程中无法避免地产生高温,而灵芝孢子粉的主要成分为
多不饱和脂肪酸,遇高温极易氧化而导致变质;二是振动棒由不
锈钢等金属材料制成,不断振动过程中难免会带入金属碎屑等有
害物质,容易导致产品铬、镍等重金属超标。

　　为破解常规技术破壁可能影响产品质量的难题，2006 年，寿仙谷药业创立并申报了灵芝孢子破壁新工艺研究与开发项目，该项目被列为浙江省重大科技专项重点项目。经过无数次实践，寿仙谷药业最终实现了用超音速气流对灵芝孢子进行破壁和灵芝孢子的"破壁不破膜"，打破了超音速气流无法破壁灵芝孢子粉的历史，有效解决了传统破壁法存在的两大问题。

　　简单地说，超音速气流法破壁就是在合适的频率、温度下用气流使孢子互相撞击以实现破壁，确保"破壁不破膜"，就好像剥鸡蛋时把外面的蛋壳剥了，里面那层膜还保留着，蛋黄和蛋清就不会流出来。

　　2010 年 10 月，浙江省科学技术厅组织有关专家对灵芝孢子破

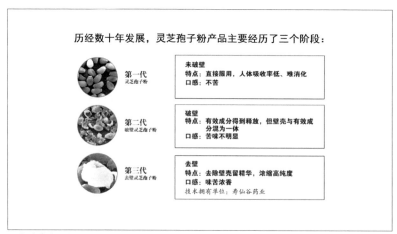

历经数十年发展，灵芝孢子粉产品主要经历了三个阶段：

第一代 灵芝孢子粉
未破壁
特点：直接服用，人体吸收率低、难消化
口感：不苦

第二代 破壁灵芝孢子粉
破壁
特点：有效成分得到释放，但壁壳与有效成分混为一体
口感：苦味不明显

第三代 去壁灵芝孢子粉
去壁
特点：去除壁壳留精华，浓缩高纯度
口感：味苦浓香
技术拥有单位：寿仙谷药业

三代灵芝孢子粉

壁新工艺研究与开发项目进行验收。专家组认为，该技术的破壁率达 98.6%，破壁不破膜率达 98.5%，实现了无污染破壁，2 年内氧化率不超过 10%，较常规振动磨破壁法节能 49% 以上。

如果以未破壁灵芝孢子粉为第一代产品，那么破壁灵芝孢子粉就是第二代产品。与第一代产品相比较，破壁灵芝孢子粉的诞生无疑是一次革命。但由于灵芝孢子中壁壳比重高达 60%—65%，如果仅仅破壁而不去壁，不仅药用成分不够多，而且由于人体无法吸收的几丁质的大量存在，还极易给人的胃脏造成不必要的负担与损伤。寿仙谷团队在超音速气流破壁基础上再次深入研究探索，终于实现了灵芝孢子处理技术的第三次革命——去除壁壳留精华，使产品完成了从破壁灵芝孢子粉到去壁灵芝孢子粉的蜕变。

寿仙谷气流破壁技术为采用超音速气流于超低温（−20℃）下进行的物理破壁技术，不仅打破了学术界认为气流破壁无法实现高破壁率的定论，同时可避免重金属污染，超低温应用还能使成品保存性更好。

灵芝孢子有大量瘪壳和不饱满（不含有效成分或有效成分含量偏低），这种不合格孢子占到总重量的 60% 左右。寿仙谷药业通过独有的去瘪技术分离掉这部分不合格的灵芝孢子，使得产品的有效成分含量成倍提升，药用效果大幅增强，附加特有超浓缩工艺使得产品中的灵芝三萜、多糖等有效成分比例再次提升。据浙

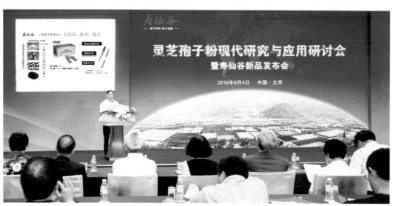

灵芝孢子粉现代研究与应用研讨会暨寿仙谷新品发布会

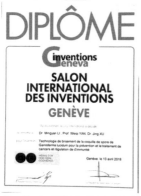

第46届日内瓦国际发明展金奖证书　　第46届日内瓦国际发明展金奖奖章

江省科技信息研究院查证，寿仙谷第三代去壁灵芝孢子粉有效成分含量比第二代破壁灵芝孢子粉提高 8 倍以上。

2016 年 9 月 4 日，浙江寿仙谷医药股份有限公司联合中国保健协会、中国中药协会、中国医药教育协会、浙江省中药材产业协会、浙江省珍稀植物药工程技术研究中心等单位，在北京钓鱼台国宾馆举行灵芝孢子粉现代研究与应用研讨会暨寿仙谷新品发布会，来自中国医学科学院、中国中医科学院、北京大学、北京中医药大学等的 200 多位著名专家学者受邀出席，围绕灵芝孢子粉新工艺开发及临床应用展开深入探讨。

研讨会中，与会专家在深度了解寿仙谷灵芝孢子粉产品的基础上给予高度评价，认为这代表着灵芝孢子粉的加工工艺从破壁进阶到了去壁。这是灵芝孢子粉产品领域的重大突破，整体研究成果居国际领先水平。这不仅是产业发展的一次进步，更对传统中药的深度开发有着重要启迪。

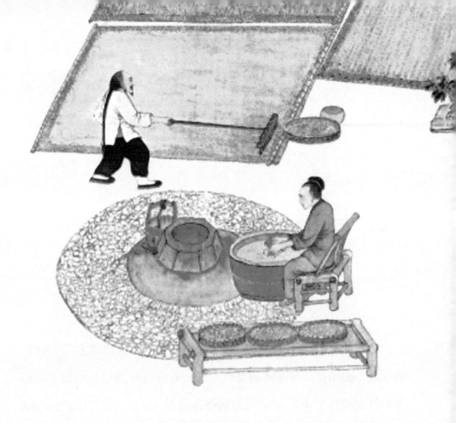

三、基本特征与价值

寿仙谷中药炮制技艺根植于祖国中医药传统文化，注重人体阴阳平衡，生长于武义县古老而深厚的养生沃土，经历了百年历史的验证而有着旺盛的生命力，现已成为展示中华优秀传统文化精神的窗口，弘扬寿仙谷中药传统技艺的载体。在传承保护古法的基础上，寿仙谷研创与完善了中药材品种选育和栽培、提取技术，引领和推动了传统中药业的健康持续发展，形成了今天别具特色的寿仙谷中药炮制技艺。

三、基本特征与价值

在长期的中药炮制实践中，寿仙谷固守"重德觅上药，诚善济世人"的宗旨，其基本特征有四：一是在原料选用及制作上对道地药材有硬性要求，对中药炮制器具以及工艺的把握有独特要求；二是在炮制中药饮片时强调"因药制宜""依法炮制"，即技术、工艺与药性和规范相结合，根据药性和用药归经采用不同的辅料、方法和不同的炮制程度，以达到不同临床应用的要求；三是以人命为重，注重安全高效，选材、技术、工艺与临床应用结合；四是在传承保护古法的基础上，不忘创新发展，倡导"有机国药，清补养生"，形成仿野生有机栽培、适时采收、精华提取等新亮点。

寿仙谷中药炮制技艺深受美国、日本等地国际友人的青睐和关注，享有较高的声誉，其保护单位寿仙谷药业成为国内灵芝、铁皮石斛行业道地药材品种保护和规范化生产的示范引领者，其核心技术为中国中药当代国际交流科技合作以及中医药科学文化交流中独具特色的优势之一。

浙江省肿瘤医院和浙江省中医院对肿瘤患者放化疗辅助治疗

疗效观察的结果表明，寿仙谷铁皮枫斗颗粒和铁皮枫斗灵芝浸膏对治疗肿瘤患者的气阴两虚、肝肾阴虚疗效确切，特别对放化疗伴有阴虚症状的肿瘤患者具有很好的对症辅助治疗效果，并能提高患者的免疫力。

寿仙谷不断创新中药炮制技术、手法、工艺和规程，破译并利用古代养生秘方，使原有的铁皮石斛、灵芝、西红花等中药保健产品更为地道，有益于人们的身心健康。同时担纲制定灵芝、铁皮石斛等珍稀植物药的栽培及中药炮制的团体标准、行业标准、省级标准和国家标准，研发并推广良种选育、栽培、炮制与精深加工的科研成果，对促进我国农业增效、产业升级、中医药事业发展以及走向国际化起到了重要的推动作用。

[壹] 生态有机

李明焱不能忘记儿时父亲制药时的"古板"，比如蒸制黑豆首乌时，要用哪里产的何首乌，哪里产的黑豆，蒸的时候要用多少水，武火文火各蒸多长时间等，都是容不得半点差池。虽然当时很难理解，但李明焱还是在爷爷的严厉教导下记住了"纯正道地"对好药的重要性。

1990 年，已经是全国星火计划带头人的李明焱被委派到日本进修。他发现日本的农产品，包括中药材和食药用菌，安全要求非常严格。日本人种植香菇及中药材时，从种子选育、栽培管理到后期的加工销售都由农协负责，以育种为基础，有计划地安排农户种植、采收、加工和销售，生产过程注重产前、产中和产后一体的规范化发展。其时，日本中药材种植的一些技术理念都已经成熟，处于世界领先地位。

李明焱注意到，日本有机产业强调在整个农作物的培育、生产过程当中与自然规律相协调，而不是违背规律去进行人为干涉。实现有机生产有两点非常重要，一是对农产品安全生产严格要求，在生产过程中不允许使用任何化学合成的农药、化肥；二是必须严格按照相关规范进行标准化生产，从种苗培育至作物生长、成熟收割，实现全程质量体系控制。

那一年，是李明焱第一次切身感受到中国与日本现代农业的巨大差距。那一年，李明焱三十岁，三十而立，李明焱在心里定下了一个目标，一定要在"中药＋有机"这个领域追赶日本，获得世界的认可和尊重。回国后，面对国内中药行业鱼龙混杂的现状，他率先提出了做"有机国药"的理念，并确立了"打造有机国药第一品牌"的目标。

李明焱清醒地认识到，如果没有安全优良的栽培方式，再好的品种也无法成就优质的产品。目前，衡量产品质量的无公害、绿色和有机标准中，有机标准最为苛刻，不仅要求产地不能有任何污染，还要求产品在生产过程中尊重自然，确保纯天然无污染。在20

世纪 90 年代初国内有机意识还十分淡薄时，李明焱就已经带领寿仙谷药业以"有机"为质量准绳，不断完善自己的全产业链模式。

寿仙谷药业开发出了中医中药基础科学研究→优良品种选育→仿野生有机栽培→传统养生秘方研究与开发→现代中药炮制与有效成分提取工艺研究→中药临床应用的一整套完善的中药产业链，实施身份证可追溯制度，建立全程质量控制体系。其中药炮制、饮片、直接口服微粉及检验检测中心、万级洁净检验室通过了国家食品药品监督管理总局的 GMP（生产质量管理规范）认证，中药有效成分提取、浸膏剂、胶囊剂、颗粒剂、片剂等生产线通过了浙江省食品药品管理局保健食品 GMP 认证。

可以说，立足生态之乡、做"中药＋有机"事业是寿仙谷富有社会责任心的一大创造，也是李明焱和寿仙谷传承武义寿仙谷中药炮制技艺、力争打造有机国药第一品牌的成功实践。通过对育种、栽培、深加工等全产业链关键环节的深入研究和把控，寿仙谷实现了确保产品安全高效、稳定可控的初衷。

[贰] 养生保健

养生一词原出《庄子·养生主》，乃保养生命以达长寿之意。养生就是"治未病"，是通过养精神、调饮食、练形体、慎房事、适寒温等各种方法去实现的，是一种综合性的强身益寿活动，而其中以"治未病"为首重。

李明焱是医药世家传人，他清楚人体气机的升降出入机制，靠肝的升、肺的降、心的展放、肾的收敛来推动人体阴阳两气的变动。脾为中，旁及四脏，是气机的枢纽。人们可以通过中药保健来补益五脏的功能，让人的气机升降出入有序变化，自然和谐，以此达到养生保健之目的。

从父亲手中接掌寿仙谷药号后，李明焱注册了寿仙谷商标，领导寿仙谷药业在传承与保护中药炮制古技的基础上，充分利用现代科技手段，对传统技艺进行验证与完善：根据检验有效成分含量，确定铁皮石斛、灵芝、西红花、三叶青、红豆杉等的最佳采收时间；根据药材有效成分性质和性味归经确定最适宜的加工方式，并把各传统技艺要点进行量化，制定出各项标准和规范；独创从育种到栽培、炮制的质量控制产业链，使原有的铁皮石斛、灵芝、西红花、三叶青等系列中药材炮制产品在保证生态有机的同时更为安全有效。李明焱将过去采用的独特传统组方做了改良，运用现代提取和提纯技术将固肾膏加工为铁皮枫斗灵芝浸膏；将养颜膏采用现代工艺提炼为西红花铁皮枫斗膏；以更科学的灵芝与人参等中药材配伍，制成服用方便的灵芝人参胶囊；采用现代提取工艺将三叶青散提炼为三叶青粉；同时，还开发了灵芝孢子粉破壁、去壁等系列产品，灵芝、铁皮石斛、西红花等系列产品均实现了产业化、规模化发展。

寿仙谷破译占方、运用现代科技研创的第三代去壁灵芝孢子粉、灵芝孢子粉片、破壁灵芝孢子粉颗粒、铁皮枫斗颗粒、铁皮枫斗灵芝浸膏、西红花铁皮枫斗膏等中药饮片与保健品，凭借安全、有效、稳定、可控的产品特质，深受消费者的信任和青睐，畅销京、沪、浙、苏并快速走向全国。在全国性评比中，荣获中国灵芝十大品牌、中国营养健康产业十大可信赖品牌等殊荣，为风云浙商颁奖典礼指定礼品。

[叁] 诚善为本

"重德觅上药，诚善济世人"这十个字是寿仙谷的祖训，如今镌刻在寿仙谷中医药文化馆红木屏风的后壁。李明焱曾多次为此向前来参观指导的领导和专家解释，十字祖训之所以要镌刻在背面，是因为他爷爷李金祖传下的嘱咐：祖训不是背给人听、写给人看的，而是要深深记在心中、用在行动上的。

寿仙谷的祖训在百年发展历程中就这样为后人忠实践行，并日益体现出其独特的精神内涵与价值，这种内涵和价值集中体现在寿仙谷药业"以德为重，匠心制药，诚善为本，治病救人"的行动上，呈现出了中华传统中医药文化传承的淳朴本质与厚重特性。

作为武义寿仙谷中药炮制技艺的传承人，李明焱的成长深受祖训精神的影响；作为武义寿仙谷中药炮制技艺的传承保护载体，寿仙谷药业的创新发展也深受祖训精神的感召，"重德觅上药，诚善济世人"的信条被毫无疑问地写进了企业文化的核心。这种核心文化精神是百年老字号在发展过程的特定条件下形成的，是一种人本主义的体现，对中医药传统文化传承具有一定的现实意义和指导意义。

一、寿仙谷企业文化

寿仙谷药业的核心理念集中体现了其传播养生文化、弘扬国药瑰宝，为人类健康、美丽、长寿的伟大事业而努力奋斗的志愿以及为民众带去绿色、有机、高效、安全的放心产品的愿景和努力。

在寿仙谷产品展示区，还有李明焱亲自撰写的一幅字："凡食品药品，维系民众生命健康，事比天大，不容丝毫轻怠。寿仙谷秉承'重德觅上药，诚善济世人'之祖训，汲传统古医药精华，创当今高精尖科技，坚守非上等品不得上市之法则，潜心研究，精心制造，以货真价实、安全高效之上品，履行竭诚为民众健康服务之使命。"这也许就是李明焱在充分吸收中国传统中医药文化精髓、继承寿仙谷中药炮制技艺精神衣钵基础上形成的独特的寿仙谷理念，也是寿仙谷尽心竭力地为民众健康大业服务的思想基础。

二、热心公益

积极投身国家"慢病防治健康行"活动是李明焱带领寿仙谷药业实施的诚善之举。因其在"慢病防治健康行"活动中所做的长期坚持和努力，李明焱和寿仙谷药业连续两次被中国医药教育学会分别授予个人突出贡献奖和"慢病防治健康行"团体突出贡献奖。

2012 年 5 月 8 日，卫生部等十五个部门联合印发《中国慢性病防治工作规划（2012—2015）》。规划指出："影响我国人民群众身体健康的常见慢性病主要有心脑血管疾病、糖尿病、恶性肿瘤、慢性呼吸系统疾病等，慢性病发生和流行与经济社会、生态环境、文化习俗和生活方式等因素密切相关。伴随工业化、城镇化、老龄化进程加快，我国慢性病发病人数快速上升，现有确诊患者 2.6 亿人，是重大的公共卫生问题。慢性病病程长、流行广、费用贵、致残致死率高。慢性病导致的死亡已经占到我国总死亡的 85%，导致的疾病负担已占总疾病负担的 70%，是群众因病致贫返贫的重要原因，若不及时有效控制，将带来严重的社会经济问题。"

2012 年 7 月 12 日，中国医药教育协会主办的"慢病防治健康行"大型系列公益活动启动仪式在京举行。全国人大常务委员会副委员长桑国卫出席启动仪式并发表重要讲话。卫生部副部长陈啸宏，中国人民解放军总后勤部卫生部副部长李清杰，民政部、国务院国有资产监督管理委员会、中国疾病预防控制中心、北京市卫生局等部门和单位的有关领导，著名临床肿瘤学家、中国工程院院士孙燕，著名药理学家、中国工程院院士秦伯益以及医药界的专家学者、企业和医疗机构代表以及新闻记者等 260 多人参加了这一启动仪式。

寿仙谷药业是这一启动仪式的积极响应者，李明焱在第一时间坐飞机赶到北京，积极参会并表态全力支持这一行动。2015年6月，"慢病防治健康行"国家示范项目浙江工作站在杭州之江饭店启动，李明焱被聘为"慢病防治健康行"浙江工作站站长，寿仙谷公司为项目承担单位。会议同时举行了铁皮石斛、灵芝与慢病防治学术研讨会。

　　"慢病防治健康行"浙江工作站启动以来，根据中国医药教育协会和国家总站的部署，寿仙谷药业坚持把慢病防治科普教育工作落到实处。3年来，寿仙谷药业在浙江各地市组织开展中医健康体质辨识、中医免费体检义诊、慢病知识讲座、养生知识讲座等各类健康促进活动850多次，受益百姓近4万人，建立健康档案5000余份，提供健康科普咨询690多次，发放科普资料20000余份。

　　在进行健康科普的同时，李明焱个人和寿仙谷药业还积极致力于慈善公益事业，每年拿出100多万元救助弱势群体，向中国红十字会、中华慈善总会、中国性病艾滋病防治协会、抗癌乐园、偏远乡村等捐款捐物，扶贫助困，支持美丽乡村建设和疾病、贫困救济，成立寿仙谷德育助学金，激励品学兼优的师生和贫困学子成才成家。为实现真正意义上的健康扶贫，寿仙谷药业与5家浙商共同出资1000万元助力浙商博爱基金，用以帮助弱势人群获

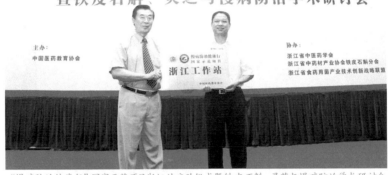

"慢病防治健康行"国家示范项目浙江站启动仪式暨铁皮石斛、灵芝与慢病防治学术研讨会

得更好的健康帮扶和生命体验。寿仙谷药业还启动了"关爱健康，助力希望"关爱肿瘤学子公益行动，实施并计划捐助价值1000万元的第三代去壁灵芝孢子粉产品，用于帮助肿瘤患者。

与此同时，寿仙谷药业连续多年配合武义县国际养生文化节活动，承办中药产业论坛，积极配合中华中医药学会、浙江省中医药学会、《中国中医药报》开展中医药文化的研讨与传播活动，为促进中医药学术繁荣、推动中医药产业发展尽心尽力。

2016年12月17日，中央电视台《中国财经报道》新闻专题《产业下乡记：中药材里的新商机》报道了寿仙谷药业科技下乡，服务农民，帮助农业增效的事迹。传承创业37年，李明焱先后主持参与了60多项国家、省、市级科研项目，其中10多项成果填补了国内空白。这其中的绝大多数科研成果都无偿奉献给了社会，其中包括银耳栽培技术、平菇栽培技术、香菇野外栽培技术、香菇高温季节栽培技术、香菇周年栽培技术、灵芝原木段木栽培技术、铁皮石斛仿野生栽培技术、西红花栽培技术等。

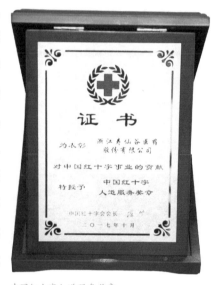

中国红十字人道服务奖章

李明焱认为，传承与创新有机国药，研发安全、有效的健康养生产品，协助科普宣传，让中医国药进一步起到维护百姓健康的作用，帮助农民开展有机种植，振兴中药，振兴乡村经济，都是一个传统中医药文化传承人和保护者义不容辞的责任。

三、标准制定

中医药国际标准的制定一直是中药国际市场各个国家博弈的过程，也是一个艰难且漫长的过程。中国虽是中药文化发源地，在全球拥有绝对的中药材资源优势，但在300亿美元规模的海外中药市场中，中国却只占5%的份额，在国际竞争中难以领先。中国在中药标准主导权上的弱势与中医药在国际上所处的尴尬地位不无关系。资料显示，截至 2016 年底，由中国主导制定并已经正式发布的中医药国际标准可能还没有超过 10 个，在成千上万的中药材制造者中，有资格进入标准行列者不到 20 个。

在很多业内人士眼里，寿仙谷灵芝、铁皮石斛产业链中的育种、栽培、深加工及药理临床研究的每一个环节都达到了国际领先水准，寿仙谷无疑已经拥有主导制定中医药国际标准的硬实力。

中医药诊疗和药物迄今已在世界 180 多个国家和地区使用传播，标准的建立有助于更好地保障中医药的安全性、可靠性以及高品质，主导制定中医药国际标准很关键。通俗的说法是，掌握了标准的制定权，就在一定程度上掌握了技术和经济竞争的主动权。所以，主导中医药国际标准的制定已成为我国中药产业健康发展的必经之路。

2013 年，李明焱挂帅，成立项目组，寿仙谷启动灵芝国际标准项目。为制定科学、客观且具有全球相关性的国际标准，项目组做了大量的基础工作，从中国、日本、韩国、北美等灵芝产区收集了数百个批次的样品，进行系统的分析检测，详尽调研已有的灵芝标准，确保检测指标的合理性。在与国际标准化组织/中医药技术委员会（ISO/TC249）秘书处以及国外专家反复协商并多次论证后，寿仙谷于 2015 年正式向 ISO/TC249 提交了灵芝

ISO 国际标准提案。

寿仙谷中药炮制技艺第五代传承人李振皓介绍，2016 年 6 月，寿仙谷公司于 2015 年向 ISO/TC249 提交的灵芝、铁皮石斛两个 ISO 国际标准提案的立项申请获得通过，意味着寿仙谷药业的品质提升及科技创新获得了重大突破，进一步奠定了中国在中医药国际标准领域内的话语权。

之后近四年时间，对于寿仙谷团队而言，就像是在经历一场没有硝烟的"战争"。在与日本、韩国等外国专家的交锋中，寿仙谷以让人信服的数据和实力化解一次次质疑，终于在 2019 年 1 月 10 日迎来了灵芝国际标准的正式发布。2019 年 2 月，铁皮石斛国际标准亦正式发布。

这一天，距离 1990 年李明焱立下在"中药 + 有机"领域要赶超日本的目标已经过去了将近三十年。期待了近三十年的心愿得以实现，李明焱脸上露出了欣慰的微笑。

灵芝、铁皮石斛国际标准尘埃落定，国际标准化组织中医药技术委员会副主席沈远东也感慨万分。他说，世界已进入由标准规范制约市场的时代，开发新标准甚至比研发新产品、新专利更加重要，国际标准的竞争日益激烈，所涉及的不只是技术问题，也不是一般的战术问题，而是战略问题。当标准的力量上升到战略层面后，它就成了影响全局的重大问题，也将成为中药走向世界的重要武器。

灵芝国际标准由中国主导，这标志着中国迈出了从灵芝大国到灵芝强国坚实的一步。沈远东希望有更多像寿仙谷这样的中药企业出现，通过苦练内功，积极参与、主导制定国际标准，为中药走向国际贡献更多的力量。

寿仙谷药业生产灵芝、铁皮石斛等大品种、高附加值产品，并中标承担中医药国际标准的制定，在很大程度上有益于中药市场发展。寿仙谷药业同时还是国家铁皮石斛药材及相关产品质量标准，国家灵芝质量标准，浙江省灵芝孢子粉、鲜铁皮石斛中药饮片炮制规范等四十多项国家标准、省级标准以及团体标准和行业标准的主导制定者和参与制定者。

俗话说，没有金刚钻揽不了瓷器活。寿仙谷药业之所以能承担制定这些标准，关键是寿仙谷公司成功构建了从中医药传统文化传承与研究、中药材育种，到仿野生规范化栽培，再到加工炮制关键技术完善等各个环节的全产业链，以及对待产业链中每一个环节精益求精的匠心和品质保证。

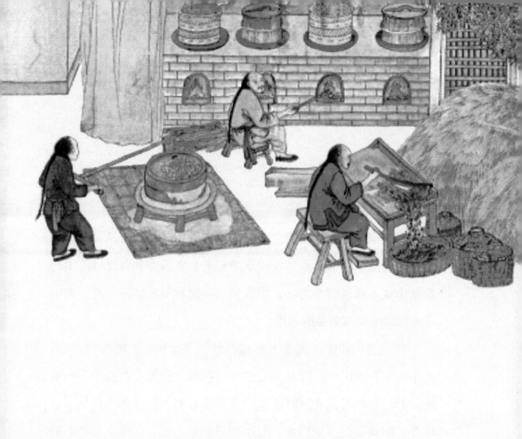

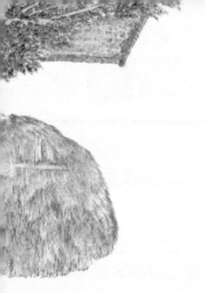

四、传承保护与发展

作为老字号的寿仙谷药业，在非遗保护事业中，既尊重并继承传统，又不拘泥于传统。百年技艺的传承保护和健康持续发展正是因为其代际传承有序，重视人才培养和产、学、研相结合，不断创新，合乎时代发展节拍甚至超前的做法极好地适应了环境变革的要求；同时，「打造有机国药第一品牌」战略目标的明确，仿野生有机栽培的首创和新产品精深加工的妙招频出，「有机国药」「清补养生」理念的提倡和「名医、名药、名店」经营方式的创造性推出，都深得现代中药经营的精髓。正是有了这些创新举措，寿仙谷药业才成功挖掘并创新发展了寿仙谷中药炮制技艺这个文化遗产品牌，令广大民众对中华老字号寿仙谷药业有了更为深入的了解。

四、传承保护与发展

　　百年以来，武义寿仙谷中药炮制技艺以传承人之间言传身教的方式世代相传，在得到活态保护的同时又有不断发展，受到上级领导和专家的肯定。寿仙谷中药炮制技艺是历代寿仙谷人不懈努力的结晶，也是中国中药史上一颗璀璨的明珠。

［壹］传承谱系与代表性传承人

　　武义寿仙谷中药炮制技艺的传承发展大约可分为四个时期：1851—1893 年是炮制技艺的起始和形成时期，代表人物为李志尚；1894—1938 年是炮制技艺的形成与完善时期，代表人物为李金祖；1939—1977 年是炮制品种和技艺的应用时期，代表人物为李海鸿；1978 年以后是炮制技艺的振兴、扩大、发展时期，代表人物为李明焱、李振皓。而寿仙谷中药炮制技艺医灯传焰的历史则十分悠久。

一、溯源：李氏始祖与名祖——李利贞、李耳

　　李氏是中国大姓，血缘始祖为中国司法鼻祖皋陶公。皋陶的后代理征，字德灵，封为中吴伯，在殷纣王时任理官，执法如山，忤

逆昏君商纣王的旨意，招来杀身之祸，家族面临株连危险。其妻和氏携幼子利贞出逃，到伊侯之墟，饥渴交侵，摘路旁树上果子充饥才得生存。一为感谢李子活命之恩，二为改姓避难，改理利贞为李利贞，后迁徙定居陇西。从此，李氏延续万代，繁衍发达而成中华大姓。

老子（约公元前 571—公元前 471，李氏 43 世），姓李名耳，字伯阳，楚国苦县人，伟大的哲学家、思想家，道家学派创始人，曾在东周国都洛邑任守藏史，孔子周游列国时曾向老子问礼。传说他晚年乘青牛西去，并在函谷关前写成五千言的《道德经》，后不知所终。据考证，老子正是武义寿仙谷中药炮制技艺传承人所属陇西郡李氏家族的名祖。

中国中医药文化与道教文化密

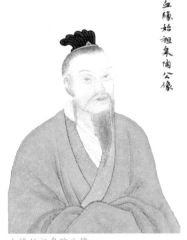

血缘始祖皋陶公像

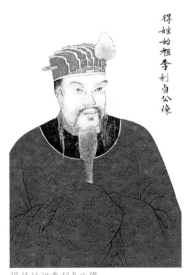

得姓始祖李利贞公像

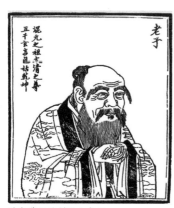

道家学派的创始人老子

不可分，而道教与道家思想又有很深的渊源。道家是中国春秋战国时期诸子百家中最重要的思想学派之一。道家思想的起源很早，传说中，轩辕黄帝时期就有"天人合一"的思想，而第一个确立道家学说的是春秋时期的老子，老子的著作《道德经》被视为道家经典。道家思想的核心是"道"，认为"道"是宇宙的本源，也是统治宇宙中一切运动的法则。崇尚自然是道家和道教思想的核心所在，道家从未停止过对自然、社会、人生之间的关系的探索，提倡顺乎自然，为人处世当遵循自然规律，效仿自然，服从自然，不可妄作。"希言自然。故飘风不终朝，骤雨不终日。孰为此者？天地。"与天地自然和谐相处，才能让自己"长生久视"。"自然"是顺应自然，"无为"是不随意妄为，"自然无为"才能达到养生的目的。

道教尊奉道家的创始人老子为祖师，并且渐渐将其神化，老子被尊为"太上老君"。《史记·老子列传》记载："盖老子百有六十余岁，或言二百余岁，以其修道而养寿也。"这说明老子通过修道而长寿。后来的道教中人学习老子的修道方法求长寿，继而求不死、求成仙，老子也在道教发展的过程中由人而神。这种求长寿、求成仙的思想其实就是一种养生思想，在道教求长生过程中出现的许多养生方法成为中国中医药文化的重要组成部分，而作为老子李耳的后人，武义寿仙谷中药炮制技艺的传承人李氏家族远溯老子的养生思想，将传统与现代相结合，不断将中医药养生文化发扬光大。

二、铺垫：盛世帝王——唐太宗

唐太宗李世民（598—649，李氏 88 世），唐朝第二位皇帝，杰出的政治家、战略家、军事家、诗人。李世民为帝之后，对内以文治天下，虚心纳谏，厉行节约，劝课农桑，使百姓能够休养生息，开创了中国历史上著名的贞观之治，为唐朝后来一百多年的盛世奠定重要基础。李世民爱好文学、书法及医药养生，并有

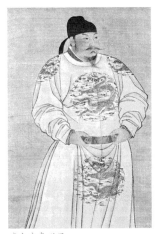

唐太宗李世民

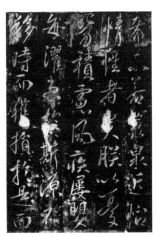

李世民论医

多件与医药有关的墨宝传世。

三、影响：群贤毕至——李纲、李火德、李宾生

李纲（1083—1140，李氏 108 世），两宋之际抗金名臣，字伯纪，号梁溪先生，祖籍福建邵武，祖父一代迁居江苏无锡，北宋政和二年（1112）进士，官至太常少卿。宋钦宗时，授兵部侍郎、尚书右丞。北宋靖康元年（1126）金兵入侵汴京时，任京城四壁守御使，团结军民，击退金兵，但不久即被投降派所排斥。宋高宗即位初，一度起用为相，曾力图革新内政，仅七十七天即遭罢免。南宋绍兴二年（1132），复起用为湖南宣抚使兼知潭州，不久又遭免职。多次上疏陈诉抗金大计，均未被采纳。绍兴十年（1140）正月十五，病逝于仓前山椤严精舍寓所，追赠少师。南宋淳熙十六年（1189），特赠陇西郡开国公，谥忠定。李纲能诗文，

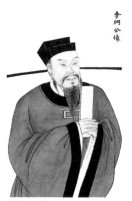

李纲公像

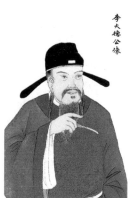

李火德公像

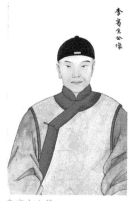

李宾生公像

写有不少爱国篇章，亦能词，其咏史之作，风格沉雄劲健，著有《梁溪先生文集》《靖康传信录》《梁溪词》。

李火德（1206—？，李氏113世），从福建宁化移居福建上杭，生三子，衍十八孙，分居广西、福建、江西，被称为"南方陇西李氏第一世祖"。后人李汝经（李氏123世，生卒葬俱无考）一支移居江西南丰。

李宾生（1720—1775，李氏131世），移居武义。李氏家谱记载：宾生公，清康熙庚子年生于江西南丰县，生四子，子有万、贵万、百万迁武义，开创武义李氏一族。

四、创始：中医世家——李志尚、李金祖、李海鸿

李家世代采药、行医，在武义一带有很好的口碑。李家祖上究竟从哪一代开始采药从医无准确记录，如今就连李家后人自己

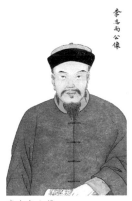
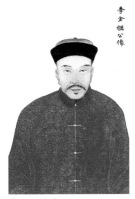
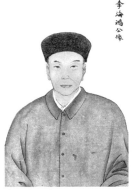

李志尚公像　　　　　李金祖公像　　　　　李海鸿公像

也已经说不上来。据李明焱的父亲李海鸿回忆，据说，率先在杨思岭村定居的李家祖先有万、百万兄弟俩是逃荒过来的，李家人一路上就是靠采药治病才有饭吃。由此可见，说李家是"医药世家"并非虚妄之言。

李志尚（1838—1893，李氏 135 世），武义寿仙谷中药炮制技艺第一代传承人，是武义当地知名的草药郎中，平日里采药制药，行医乡间，望闻问切，几剂汤药常能给因患病而心情愁苦的乡人带来疾病痊愈的希望。为了更好地发挥李氏传统中医药技艺服务乡人，他多次与其子李金祖商量，想在县城租屋开一家药号。

李金祖（1871—1955，李氏 136 世），武义寿仙谷中药炮制技艺第二代传承人，自幼便随父采药行医，后成为当地有名的草药郎中。清宣统元年（1909），李金祖于武义县城下街开了一爿药号，以收购、炮制加工和出售中草药为主，同时也为百姓看病。李家精工炮制采集于山野河川的中药材，诚信经营，且药效有保证，赢得了大家的信任。不久，这一爿名叫"寿仙谷"的药号在武义有了好声誉。

李金祖不仅对祖传中药炮制技艺颇有研究，还经常拜访当地的名老中医，潜心收集整理当地民间的单方、验方以及叶法善所流传下来的中药养生秘方。他经常到山林间采集铁皮石斛、灵芝、何首乌、三叶青、杜仲等中药材，参照祖传技艺，反复实验并加以革新，探索总结出多种栽培、加工炮制名贵中药材的新技艺，发明和完善了武义李氏仿野生盆栽法、枫斗加工法、首乌蒸制法、盐水杜仲炮制法、三叶青研磨法、鲜石斛隔水煎法、铁皮石斛浸膏炼制法等上百种技法，在传承先人技艺的基础上，形成了更为系统完善的以道地中药采集、仿野生盆栽、炮制、组方、煎制等为主要内容的寿仙谷中药炮制技艺。

清光绪年间（1875—1908），李金祖创造性地采用凉棚遮阳、瓦盆栽培等仿野生栽培法种养铁皮石斛，同时在煎药环节中采用隔水蒸法等提升药效，又用祖传的炮制手法将铁皮石斛去叶、去根须后，经烘焙手工制作定型，加工成铁皮枫斗，大大地提高了病人对药用成分的吸收效果，方便贮藏与携带，可满足治病急用需求。

李海鸿（1923—2013，李氏 137 世），武义寿仙谷中药炮制技艺第三代传承人，于 20 世纪 40 年代初接掌寿仙谷药号。1942 年，日军侵占武义，寿仙谷药号为避乱而歇业。1946 年，李海鸿恢复药号的经营，把采集的铁皮石斛和灵芝加工成铁皮枫斗、灵芝丹等中药供应给省城几家大药号。其时，杭城方回春堂副经理孙炳耀每年都几次到寿仙谷药号进药材，孙炳耀的女儿孙芝玲对父亲进药的事到现在仍有印象。战乱使寿仙谷最大的客户——杭州方回春堂歇业，1952 年，寿仙谷药号不得已也因故再次停业，但李海鸿并没有完全放弃采药行医的事业。几代人的传承加上自身几十年来从医的践行积累使李海鸿的医术青出于蓝而胜于蓝，不但其所在家乡泉溪乡的七村八寨有人找他看病，武义县城甚至邻县缙云等地也时常有人慕名前来求医求药。

李海鸿擅长用中医药治疗"风眩"（高血压）、风湿痛等一些疑难杂症，对治疗毒蛇咬伤和小儿发烧不退也颇有心得。20世纪70年代的一天，李家正在吃午饭，一对年轻夫妇抱着一个发高烧的婴儿闯了进来。李海鸿立即放下饭碗，站起身观察婴儿的病情，发现婴儿有面红、呼吸急促、多汗、困乏等症状，询问病史，家属告知，婴儿发高烧，久热不退，同时还有手脚抽搐、恶心呕吐等情况。李海鸿根据辨证经验，马上确定了婴儿的病症。

李海鸿回头招呼儿子李明焱去后院掐几节"吊兰"（铁皮石斛的别称），又让女儿拿来一个酒盅，倒入少许白开水，从百宝药箱里取出一个银戒指放入酒盅，将几节新鲜"吊兰"的茎叶在手中揉出绿色的药汁，一滴一滴地滴入酒盅内。然后，取出戒指，将绿色的汁水用小勺灌入婴儿口中。过了一会儿，婴儿慢慢安静下来，呼吸也渐渐变得均匀。再后来，婴儿额头和身上都出了一层细汗，退了高烧后，就甜甜地睡着了。

等求医者离开后，李海鸿告诉求知心切的儿子，这个婴儿之所以高烧不退，是由于天气炎热，暑气逼人，弱小的身体受热、受湿所致，所以比较容易反复，发烧的热度退不下来，要用滋阴的"仙药""吊兰"取汁来补益身体,使高烧退去,同时想办法祛除热邪、湿邪。

李海鸿就是这样,通过一次次的言传身教,日积月累地把祖辈传承的采药、种药、加工、组方、熬制、治病等传统知识传给子女,希望李氏后代有一天能重振寿仙谷药号,为日后寿仙谷药号的复兴打下了坚实的基础。而这个愿景也终于在祖国进入改革开放时期,在武义寿仙谷中药炮制技艺第四代传承人李明焱的手中得以实现。

五、创新:全国劳动模范——李明焱

1997年,李明焱成立浙江寿仙谷医药股份有限公司(曾用名浙江寿仙谷生物科技有限公司)。2003年,李明焱正式接管药号,成立金华寿仙谷药业有限公司。在传承创业的基础上,历经多年创新发展,寿仙谷如今已经升级为一家国内著名的中华老字号企业、国家高新技术企业。

李明焱出生于20世纪60年代,自幼受中医世家悬壶济世理

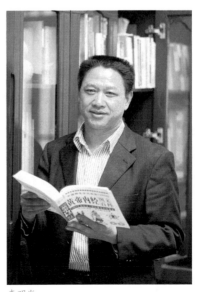

李明焱

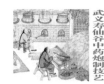

念的熏陶，少年时代就开始随父亲进山采药，传承中药炮制技艺，学习医药知识并进行实践。1981年始，毕业后的李明焱迷上了药食同源的保健食材银耳的人工栽培。1982年，他远赴福建古田，拜姚淑先为师，学习银耳栽培，并在同年获得成功。1985年，李明焱发明并完善香菇代料栽培法。1990年，李明焱受国家科学技术委员会委派，赴日本北海道富良野国际农业技术交流中心研修食药用菌栽培技术以及有机农业规范化生产管理。回国后，他主持完成武香1号香菇新品种选育及配套栽培技术研究，选育香菇新品种武香1号，填补了国内外耐高温香菇品种的空白，获国家科学技术进步奖二等奖，极大地推动和引领了我国食药用菌产业的发展。李明焱被推选为中国食用菌协会副会长，被广大菇农誉为"高温香菇之父""菌界袁隆平"。

在食药用菌领域取得巨大成功后，李明焱又马不停蹄地开始了在珍稀植物药领域的拓荒之旅。二十多年来，他先后主持完成铁皮石斛新品种选育及产业化研究、灵芝优良品种选育及栽培技术研究、灵芝孢子破壁新工艺研究与开发等重点科研项目，创新了灵芝孢子去杂、去瘪原料前处理工艺及"四低一高"超音速气流破壁、去壁等关键技术，研制出了安全性好、有效成分含量高的寿仙谷第三代去壁灵芝孢子粉，并实现了产业化生产。

在传承古老技艺的同时，李明焱不断吸收融合现代中药科技，历经探索与实践，在继承发扬祖传中药材栽培、加工炮制技艺的基础上，创新了我国铁皮石斛、灵芝、西红花等珍稀植物药的品种选育、栽培方法和炮制技艺，取得了丰硕成效。

李明焱先后荣获省部级科技奖 16 项，获国家发明专利 15 项，发表学术论文 60 多篇，出版著作 5 部。

他所做的工作得到了党和政府及社会各界的高度评价，先后被评为（授予）享受国务院政府特殊津贴专家、全国劳动模范、全国五一劳动奖章、全国优秀中国特色社会主义事业建设者、全国食用菌行业突出贡献奖、全国十大杰出青年星火带头人、国家"万人计划"科技创业领军人才、全国工商联科技创新企业家、浙江省有突出贡献中青年专家、浙江省农业科技突出贡献奖、浙江

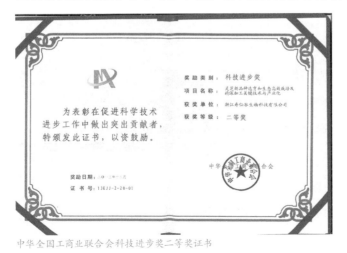

中华全国工商业联合会科技进步奖二等奖证书

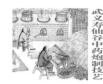

省新农村建设带头人"金牛奖"、浙江省"科技小巨人"、浙江省优秀科技工作者、双创之星、风云浙商、金华市专业技术拔尖人才等，受到党和国家领导人的亲切接见。

六、新星：医药博士——李振皓

"80后"李振皓，武义寿仙谷中药炮制技艺第五代传承人，南京中医药大学2010届药剂学硕士研究生，浙江大学药物分析学博士后，从事中药制剂和中药方剂研究多年。李振皓是灵芝新品种仙芝2号选育人之一，参与了多项国家、省、市级科研项目，荣获浙江省技术发明奖二等奖等多项荣誉。2015年和2016年，李振皓两次代表寿仙谷药业参加ISO/TC249全体大会，积极促成寿仙谷药业灵芝及铁皮石斛ISO国际标准项目提案获大会通过并立项。

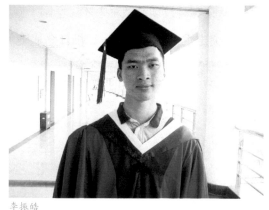

李振皓

[贰] 保护措施

"智械机巧，知而不用"是李明焱所推崇的价值观，他认为，传承祖业和做企业一样，不能投机取巧，以科技创新来增强竞争力方为正道。

2003 年，李明焱注册"寿仙谷"商标。

2010 年，寿仙谷药业成立以董事长李明焱为组长的寿仙谷中药炮制技艺保护领导小组。寿仙谷非遗保护团队成员多达百人，包括公司全体高管，主要技术骨干，行政及文化宣传、档案管理人员，同时聘请国内中医药界权威人士、武义县政府及有关部门领导为顾问，吸纳部分老中医药师和药农参与。公司不遗余力地传承和发扬中医药文化，始终坚持在各项活动中广泛地宣传寿仙谷中药文化传承和中药炮制技艺，并取得了良好成果。寿仙谷灵芝获评"中国灵芝十大品牌"，寿仙谷药业在第五届中国灵芝大会上代表灵芝生产企业草拟诚信宣言。

2014—2018 年，寿仙谷药业投资 8500 万元对武义寿仙谷中药炮制技艺实施一系列的保护措施。

第一，确认寿仙谷中药炮制技艺为重点保护项目。扩建中药材种苗组培大楼，扩大仿野生栽培规模，扩大中药提取与炮制规模，增强寿仙谷中药炮制技艺的影响力和公益服务能力。

第二，积极开展传习活动，采取文字、图片、录音、录像等方式，全面记录传承人所掌握的技艺和知识，有计划地征集并保管传承人的代表作品，建立有关档案。挖掘和抢救整理该项目的操作程序、技术规范、原材料要求、技艺要领等；制定项目保护

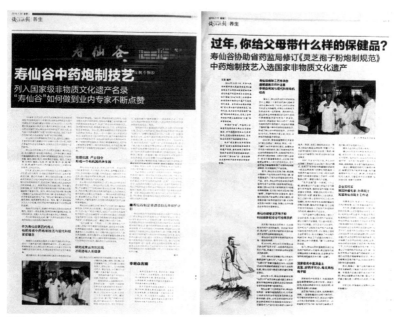

《钱江晚报》整版报道寿仙谷中药炮制技艺列入国家级非物质文化遗产代表性项目名录的喜讯

计划、传承计划和目标任务，报文化行政部门备案；整理、研究并组织编写《武义寿仙谷中药炮制技艺》专著；收集、保存并保护相关的传统制作工具与资料，建立寿仙谷中医药文化展示馆。

第三，培养寿仙谷中药炮制技艺传承人，打造一支具有核心竞争力的高素质团队。召开研讨会，开展社会宣传和培训活动，研究和传播寿仙谷中药炮制技艺。

第四，整理传统古方，进一步普查收集中药材种质资源，建立与完善种质资源库；收集、整理和保存相关资源与资料；开展武义有机国药养生产业旅游研究与开发。

中医与中药不分家，中医药文化博大精深，寿仙谷中医药文化是其有机组成部分。寿仙谷中医药文化馆是在李明焱主持下、在中国中医科学院中国医史文献研究所原所长柳长华和杭州师范大学人文学院教授朱德明的大力支持下建成的。2015 年 3 月，寿仙谷中医药文化馆开放，旨在弘扬和传承中国中医药文化和寿仙谷中医药文化精神，提供中医药科普知识和养生智慧，让更多的民众感受中医药的神奇和魅力，推动中医药文化产业发展，为民众的健康、美丽和长寿服务。

寿仙谷中医药文化馆设中国中医药文化展区和寿仙谷中医药文化展区，交相辉映。中国中医药文化展区展出中医本草、中医针灸、中医诊疗、中医养生和中医古籍等内容；寿仙谷中医药文

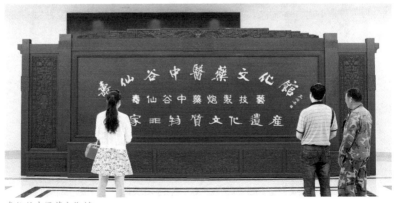

寿仙谷中医药文化馆

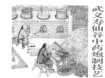

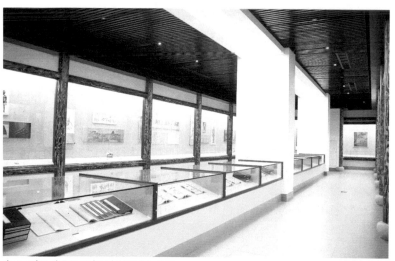

寿仙谷中医药文化馆中国中医药文化展区

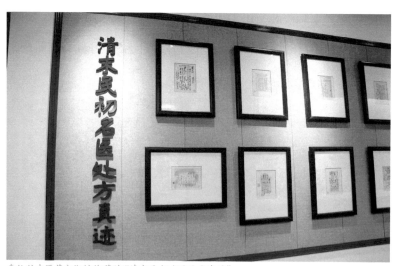

寿仙谷中医药文化馆收藏的"清末民初名医处方真迹"

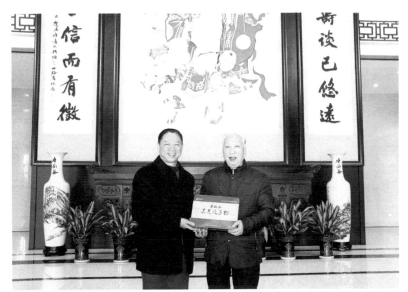

国医大师、江西中医药大学主任医师伍炳彩莅临寿仙谷药业考察并指导工作

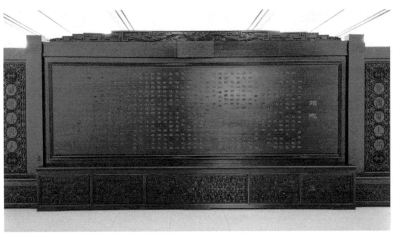

镌刻在寿仙谷中医药文化馆红木屏风后壁的馆志和祖训

化展区展出寿仙谷中药炮制技艺历史、"浙八味"等中药材，灵芝、铁皮石斛、西红花栽培及炮制技艺流程，企业荣誉，企业文化及发展规划，党和国家领导人的关怀，著名医药学家和书画家题词及"清末民初名医处方真迹"等。

一、名店名医名药

为了更好地弘扬中医药养生文化，寿仙谷药业在国内实施了"名店、名医、名药"的高品质推广战略，强强联手，助推中医药文化的传承保护与良性发展。

（一）名店

寿仙谷公司在浙江、江苏、上海等地设立了专卖店，同时，寿仙谷破壁灵芝孢子粉、铁皮枫斗颗粒、铁皮枫斗灵芝浸膏等中药保健养生系列产品已经成为白塔寺药店、采芝林、蔡同德堂、方回春堂、胡庆余堂、雷允上、同仁堂、张同泰等十多家全国知名百年国医药馆和大型商超的热销产品。

武义寿仙谷中医国药馆（原寿仙谷药号）自 2013 年 3 月 1 日在寿仙谷药业公司总部（武义县商城路 10 号）恢复营业以来，竭诚为武义民众的健康服务，长期推出免挂号费和诊疗费服务，同时诚邀国家、省、市级名老中医开展坐诊活动，深受当地亚健康人群和病人欢迎。作为一家规范化医疗机构，寿仙谷中医国药馆已在坐堂门诊和医保服务上做出品牌表率。

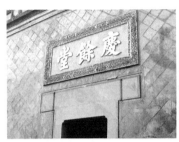
胡庆余堂

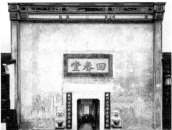
方回春堂

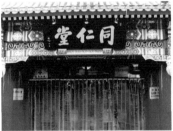
同仁堂

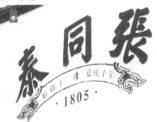
张同泰

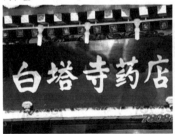
白塔寺药店

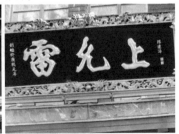
雷允上

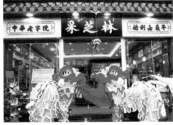
采芝林

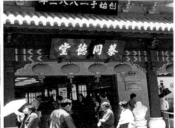
蔡同德堂

寿仙谷公司开设中医国药馆是为了倡导中医养生保健理念，以医带药，把好医生请进来，对症用好药。中医药馆进药一律由胡庆余堂、方回春堂等百年老字号药店检测把关。该馆首任馆长由武义县中医院原院长傅彩彪担纲，金华市名老中医、主任中医师舒灯红领衔常年坐诊。

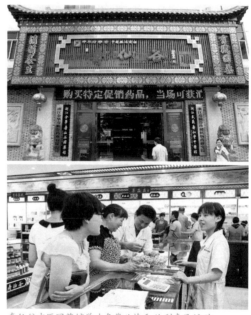

寿仙谷中医国药馆举办免费义诊和让利惠民活动

浙江中医药大学原校长肖鲁伟等专家和领导多次考察寿仙谷中医国药馆，并就其发展给出许多具体可行的指导性意见。为了弘扬中医药文化，更好地服务武义百姓，目前，寿仙谷中医国药馆的诊疗服务已经由最初单一的治病售药延伸到治未病和养生保健指导领域。

（二）名医

寿仙谷药业致力于发挥国家级非遗项目优势，以其多年来在

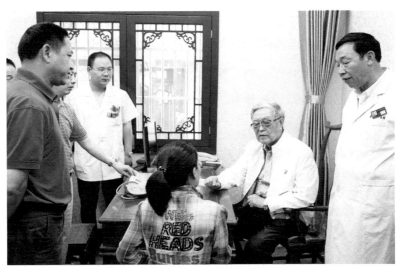

著名临床肿瘤学家孙燕在寿仙谷中医国药馆指导并坐诊

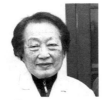

国医大师葛琳仪

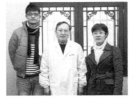

国家级名中医王坤根

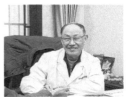

国家级名中医汤金土

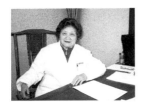

浙江省妇科名家王锡贞

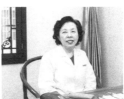

北京同仁堂杭州国医馆副主任医师郎冠子

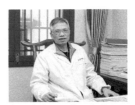

浙江省中医院中医内科主任中医师史亦谦

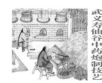

行业内的信誉赢得了众多国家级、省级名老中医的青睐，纷纷应邀前来寿仙谷药业指导工作，亲至寿仙谷中医国药馆为市民坐诊，合力打造集中医诊疗、中医养生、健康管理、学术交流等服务于一体的寿仙谷健康服务体系，积极向广大民众展示传统中医药博大精深的文化内涵和魅力。

寿仙谷药业邀请中国工程院院士孙燕，国医大师何任、王琦、葛琳仪、伍炳彩、熊继柏，国家级名中医王坤根、董襄国、汤金土，省级名中医王锡贞、施仁潮、郎冠子、史亦谦等前来武义考察指导、坐诊和举办讲座，缓解了患者看名医难的问题，深受广大民众好评。

（三）名药

凭借道地药材栽培以及传统技艺与现代技术的有机融合，寿仙谷铁皮枫斗灵芝浸膏、破壁（去壁）灵芝孢子粉、西红花铁皮枫斗膏等系列产品以货真价实、安全有效而受到消费者青睐。

1. 寿仙谷破壁灵芝孢子粉

灵芝是中医药宝库中的珍品，在我国作为药物应用已有悠久历史。古代医药学家认为灵芝具有"扶正固本"作用，可补五脏之气。

寿仙谷破壁灵芝孢子粉是浙江省重大科技攻关项目灵芝孢子破壁新工艺研究与开发的重要成果。本产品在破壁之前先采用水

飞法去瘪除杂、微波
真空低温脱水、常温
蒸煮熟化等方法，获
得饱满度 98％以上、
含水量 5％以下、籽
粒均匀、硬度一致、
孢子油不氧化的优

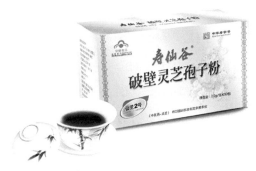

寿仙谷破壁灵芝孢子粉

质孢子，然后采用超音速气流粉碎机对灵芝孢子进行破壁，有效
避免重金属污染，并防止因温度过高导致孢子油氧化和有效成分
损失。

经检测，寿仙谷灵芝破壁孢子粉灵芝三萜含量为 9.3%，多糖
含量为 21.7%，较同类产品有大幅提高。该产品是以中药饮片标准
和保健食品标准生产的中药保健产品，主要针对慢性病防治和保
健，可补气安神、健脾益肺，对虚劳体弱、失眠多梦、咳嗽气喘
等有辅助保健功效。寿仙谷第三代去壁灵芝孢子粉产品应用多项
创新专利技术，通过破壁、萃取、提取、去壁、浓缩等工艺分离
几丁质壁壳，充分保留有效成分，具有较明显的苦味，同时也解
决了易氧化、重金属超标等问题，显著提高了产品的安全性、有
效性和可控性。2018 年，该产品在"慢病防治健康行"活动中被
中国医药教育协会评为"肿瘤防治推荐产品"。

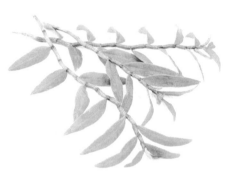

2. 铁皮石斛（新鲜）

中医临床应用铁皮石斛已有几千年的历史，铁皮石斛滋阴补虚效果卓著而罕见，素有滋阴圣药的美誉。药学名著《神农本草经》将铁皮石斛列为上品。现

寿仙谷鲜铁皮石斛

代临床应用和药理研究证实，铁皮石斛富含石斛多糖、石斛碱、总氨基酸及钙、镁、锌、铁、锰、硒、铜、铬、镍等人体新陈代谢必需的微量元素等，具有滋阴润肺、养胃生津、健脑明目、清热、补五脏之虚劳的神奇功效。

武义铁皮石斛是首个铁皮石斛地理标志产品。寿仙谷鲜铁皮石斛为生长期 3 年以上仿野生有机铁皮石斛鲜条，特别适用于免疫力低下者及易疲劳者，可用于慢性病防治等，烟酒过度、劳累过度、夜生活过度、用眼用脑过度、声带嘶哑等情况下也非常适合服用。

3. 铁皮枫斗颗粒

寿仙谷铁皮枫斗颗粒有效成分多糖含量高达 14.22%，由寿仙谷国药基地仿野生有机栽培的铁皮石斛等加工而成。以滋阴圣药

铁皮石斛为君药，辅以灵芝、西洋参配伍而成，3种药材协同作用，达到凉而不寒、滋阴而不抑阳、安神而不嗜睡的效果。

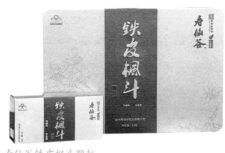

寿仙谷铁皮枫斗颗粒

4. 铁皮枫斗灵芝浸膏

精选寿仙谷国药基地中的有机铁皮石斛、原木有机赤灵芝破壁孢子粉、西洋参为原料，采用国际先进的细胞破壁、超微粉碎、浸出、萃取分离精炼等数十道工艺技术，经科学方法精制而成。

有机铁皮石斛与原木有机赤灵芝破壁孢子粉相和，入心、肝、脾、肺、肾五脏，既清又补，补而不腻，清而不伤胃，特别适合现代人体质，被誉为清补养生佳品，对生活不规律、烟酒过度、劳累过度、夜生活多、用眼用脑过度、声音嘶哑等有较明显的改善作用，特别适用于亚健康状态的人群及免疫力低下者、易疲劳者。

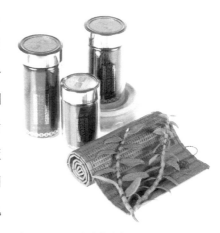

寿仙谷铁皮枫斗灵芝浸膏

5. 西红花铁皮枫斗膏

寿仙谷西红花铁皮枫斗膏破译武则天御用古方，针对现代女性身体状况，精选寿仙谷有机国药基地仿野生栽培的西红花为君药，铁皮石斛为臣药，益母草、西洋参、茯苓为佐使药，采用国际先

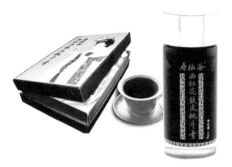

寿仙谷西红花铁皮枫斗膏

进的超微粉碎、浸出、萃取分离精炼等数十道工艺技术，经科学方法精制而成。

西红花铁皮枫斗膏有助于女性养血美颜。同时，动物功能实验证明，该产品具有提高免疫力功能。

[叁] 展望未来

如今的寿仙谷公司拥有一支由掌握尖端高科技和医学、药学、营养学知识的专家学者组成的强大科研队伍，先后承担 60 多项国家级、省级、市级重大科技项目，获 14 项国家发明专利，20 多项成果获国家、省、市科技进步奖，科技创新实力在国内同行业中处于领先地位，给予寿仙谷中药炮制技艺的传承与保护、创新与发展最直接有力的推动。

寿仙谷药业与中国工程院院士孙燕、李玉，中国科学院院士黄璐琦及其团队，北京大学教授林志彬，国医大师熊继柏等签约，建有浙江省院士专家工作站、浙江省珍稀植物药工程技术研究中心、浙江寿仙谷珍稀植物药研究院、铁皮石斛浙江省工程研究中心等十三家省级研发机构，与北京大学医学部、浙江大学药学院、浙江中医药大学、上海中医药大学、北京302医院、上海曙光医院等权威机构建立产、学、研相结合的交流平台，与波兰弗罗茨瓦夫医院、美国梅奥医学中心、美国加州大学洛杉矶分校等建立中医药临床合作关系。

李明焱认为，传统文化的传承和发展核心就是创新，要弘扬中医药传统文化，就必须让中医药与民众多多零距离接触，让大家走近中医药，了解中医药，接受中医药。要做好寿仙谷中药炮制技艺的传承与保护工作，就要在挖掘保护的同时注重创新与发展，多做好药、放心药，让广大民众从中医药服务养生保健活动中得到确确实实的既安全又高效的好处。

浙江省中医药学会会长、省卫生厅原厅长张承烈对寿仙谷药业在有机国药方面做出的成绩给予充分肯定，他认为，中医要发展，必须提高药材的质量，实现科学规范化种植，从源头上保证药材的质量。

寿仙谷公司已制定并实施"十二五"规划，总体战略方针是：

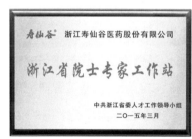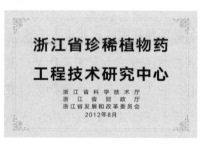

省级研发机构

坚持"重德觅上药、诚善济世人"的企业祖训、"为民众的健康、美丽和长寿服务"的企业宗旨、"厚生重德，萃精惠民"的经营理念和"打造有机国药第一品牌，树百年寿仙谷"的企业使命，深入实施"科技立业，市场兴业，管理强业"发展战略，以创新发展为动力，以市场需求为导向，以品牌建设为突破口，以"互联网＋"的发展为契机，强化科技支撑，创新营销模式，加快融合发展，推进特色化、标准化、品牌化建设，弘扬和发展中医药事业，满足人民群众日益增长的健康需求，使企业实现跨越式进步。

主要任务如下：

建立中药种质资源保护和利用体系。实施包括仿野生栽培在内的中药材资源保护，尤其是濒危稀缺中药材物种，重点在药用种质资源收集、保护与开发。建立完善铁皮石斛、灵芝及其他名贵中药材种质资源信息表。

培育在品质、产量和抗性等方面有显著改善的新品种并获得权威机构的鉴定通过。建立中药材质量的化学（以功效成分为主体）色谱指纹图谱评价体系，同时结合 DNA 指纹图谱来分析鉴定药材品种。

继续加强对白芍、杭白菊、浙贝母、元胡、笕麦冬等"浙八味"药材的生态高效栽培技术的研究，进一步探索黄精、三叶青、白猕猴桃、何首乌、黄栀子、猴头菇、杜仲、山茱萸、石豆兰、南方红杉、石杉、金银花等浙产珍稀中药材良种繁育和仿野生栽培技术的研究与应用。

保障体系建设。进一步深化铁皮石斛、灵芝、西红花等中药材原料全产业链关键技术的研究和产品研发及产业化，确保中药材有机生态智能化栽培种植标准化、规范化，构建生产全过程、可溯源的质量保障体系，创新药材生产组织方式，实现中药材基地共建共享。参与全国全省的中药材技术信息服务网络和云大数据平台，共享资源和信息，增强交流和提高公司知名度。

通过对多来源、多产地药材（饮片）质量的比较研究，固定药材（饮片）的基源、产地、规格等级，稳定药材（饮片）采购基地，为确保中药配方颗粒产品质量安全一致性奠定基础。

遵循中医药理论，根据传统汤剂的制备特点，原则上以水为溶媒，并根据根茎、叶、花、果实、种子、全草等各类药材的组织结构特点及所含化学成分（如生物碱、黄酮、蒽醌、皂苷、挥

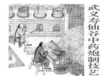

发油等）的性质，分别进行研究。

　　研究制定配方颗粒性状鉴别、检查及含量测定方法，制定含量限度标准，确保产品质量。

　　研究产品安全性评价技术，确保产品使用安全。

　　选择临床疗效确切、有客观检验指标的经典方，由具相关实验资质的单位和医院开展合煎与配方颗粒的药效学、临床应用比较实验，综合评价配方颗粒疗效。

主要参考文献

1. 武义县卫生局. 武义县卫生志 [M]. 1992.

2. 冯建华. 中药炮制技术 [M]. 北京：中国医药科技出版社，2011.

3. 朱德明. 浙江医药文物及遗址图谱 [M]. 杭州：浙江古籍出版社，2012.

4. 包剑萍. 武义长寿之乡探秘 [M]. 上海：上海人民出版社，2013.

5. 朱德明. 浙江医药通史 [M]. 杭州：浙江人民出版社，2013.

6. 朱德明. 南宋医药发展研究 [M]. 北京：人民出版社，2016.

后记

怀着激动的心情写下本书最后一个标点的时候，我感觉自己还在时光穿梭中流连忘返。百年光阴带走了许多东西，却也在我们祖辈几代人的共同努力下，积淀并传承下许多珍贵的记忆。这些记忆关乎中医药文化，关乎中药炮制技艺，关乎道地好药和匠心，更关乎人们对健康长寿生活的迫切追求和虔诚向往。

最初的中药是人类在找寻食物的过程中发现的。古人在使用药物时，为了便于服食，就必然相应地产生了清洗、打碎、劈成小块等最简单的加工方法。然后，人类学会了用火，使生食变为熟食，药物的"炮炙"加工就有了条件支撑。再然后，又有了膏丹丸散的炮制和各种各样的提取药用成分的方法……中药炮制的起源和发展，既非一个时代所产生，更非某一个人所独创，而是中华民族祖祖辈辈在长期生产、生活实践中总结出来的经验与智慧。武义寿仙谷中药炮制技艺的衍生与传承、创新与发展也是遵循这个规律，学习并传承中华中药炮制技术的产物。

如果说中医药是一个伟大的宝库，那么中药炮制技艺就是其中不可取代的组成部分。中医药的生存发展靠的是看得见摸得着的疗效，而疗效的保证很大程度上取决于中药炮制技艺的传承保护与创新。在我们中药人的圈内有一句话，"修合无人见，存心有天知"，意思就是说，做药的过程别人是看不见的，药的质量好不好，就看做药人的良心。

"重德觅上药，诚善济世人。"这十个字是寿仙谷的祖训，规范的不只是行为，还有寿仙谷世代传承人的心性和道德。出身于中医世家，自小耳濡目染，我从祖辈处学到的不只有针对中药炮制技艺的十分讲究的"术法"，更多的是规范自律的文化和道德，以及对固肾膏、九蒸九焖制首乌、铁皮枫斗等上品药的极致追求。

早时候，我的太公、爷爷、父亲在开方子的关节，需要也必定会考虑每一味药材的炮制方法及功效，这样开出来的方子、抓出来的药才能更对症，功效更令人满意。所以，他们在很大程度上会坚持自己采收并炮制中药材，要让药材寒热转性，无毒安全，并将药效最大化。因此我自小就深刻体会到，药材炮制方法是否合理到位直接影响药品质量的优劣。

改革开放以来，虽然国家出台了许多相关政策，加强了中药质量安全管理，但中药的原料种植和加工环节仍然难免存在问题。有的企业为了找到一款主打产品的合格原料，往往花费数年时间而没有理想的结果，因为市场上的很多中药材选用的品种是退化的，种植方式是揠苗助长的，采摘的时间是人为提前的，加工炮制方法是投机取巧的。

有鉴于此，我在带领团队传承保护寿仙谷中药炮制技艺的同时，在武义建立了有机国药基地，选育珍稀中药新品种，研发仿野生栽培中药材的方法，建设现代化提取和制剂车间，将祖传的炮制技艺运用到工业化生产中，实现了武义寿仙谷中药炮制技艺的生产性传承、保护与突破。

中医药是我国传统文化中的瑰宝，传统中药炮制技法之中有非常多有价值的内容。屠呦呦因对抗疟疾药物青蒿素的研究获得诺贝尔生理学或医学奖，她的研究就是以传统中草药的药用实践和提取技法为基础，为中医药走向世界树立了一个里程碑。

在我的认知中，坚定并忠实地传承保护古技是我们义不容辞的责任和应尽的义务，但传承并不是简单重复祖先固有的传统工具、手法和流程，而是开发出当今工业化条件下可以实现生产的中药制品和保健品，使其最终能在药效和安全性上接近、趋同甚至于超过传统的手工炮制品，这同时也就是我们寿仙谷人对中药炮制产品的自我要求。

从长远来说，提升中药炮制产品质量标准有利于传统技艺的传承保护，有利于企业和整个行业的发展，有利于中药走向国际、服务全球，这也是寿仙谷中药炮制技艺传承团队积极参与并主持制定灵芝和铁皮石斛国际标准、中药产品国家标准、团体标准和行业标准的初心与动力。

当然，武义寿仙谷中药炮制技艺的研究细化目前还处于起步阶段，由于作者本人对传统医药的认知分析水平有限，书稿中的表述难免会有缺乏科学性以及不够准确细致之处，诚请广大专家和读者不吝赐教，使我们的研究工作能在今后得以更深入地开展。

在此，我们还要对鼎力支持本书编写的浙江中医药大学朱德明教授等专家学者表示诚挚的感谢，同时还要一并感谢几十年来一直忠实地传承保护寿仙谷中药炮制技艺的团队全体同人，正是因为有了大家的共同努力，寿仙谷才能走到今天，并将走向更加健康美好的未来。

李明焱

责任编辑：金慕颜

装帧设计：薛　蔚

责任校对：朱晓波

责任印制：朱圣学

装帧顾问：张　望

图书在版编目（ＣＩＰ）数据

武义寿仙谷中药炮制技艺 / 李明焱, 徐子贵编著
. -- 杭州：浙江摄影出版社, 2019.6（2023.1重印）
（浙江省非物质文化遗产代表作丛书 / 褚子育总主
编）
　　ISBN 978-7-5514-2444-8

　　Ⅰ.①武… Ⅱ.①李… ②徐… Ⅲ.①中药炮制学
Ⅳ.①R283

中国版本图书馆CIP数据核字(2019)第098628号

WUYI SHOUXIANGU ZHONGYAO PAOZHI JIYI

武义寿仙谷中药炮制技艺

李明焱　　徐子贵　编著

全国百佳图书出版单位
浙江摄影出版社出版发行
　　地址：杭州市体育场路347号
　　邮编：310006
　　网址：www.photo.zjcb.com
制版：浙江新华图文制作有限公司
印刷：廊坊市印艺阁数字科技有限公司
开本：960mm×1270mm　1/32
印张：5
2019年6月第1版　　2023年1月第2次印刷
ISBN 978-7-5514-2444-8
定价：40.00元